新版 女性と生命

谷田泰枝 著

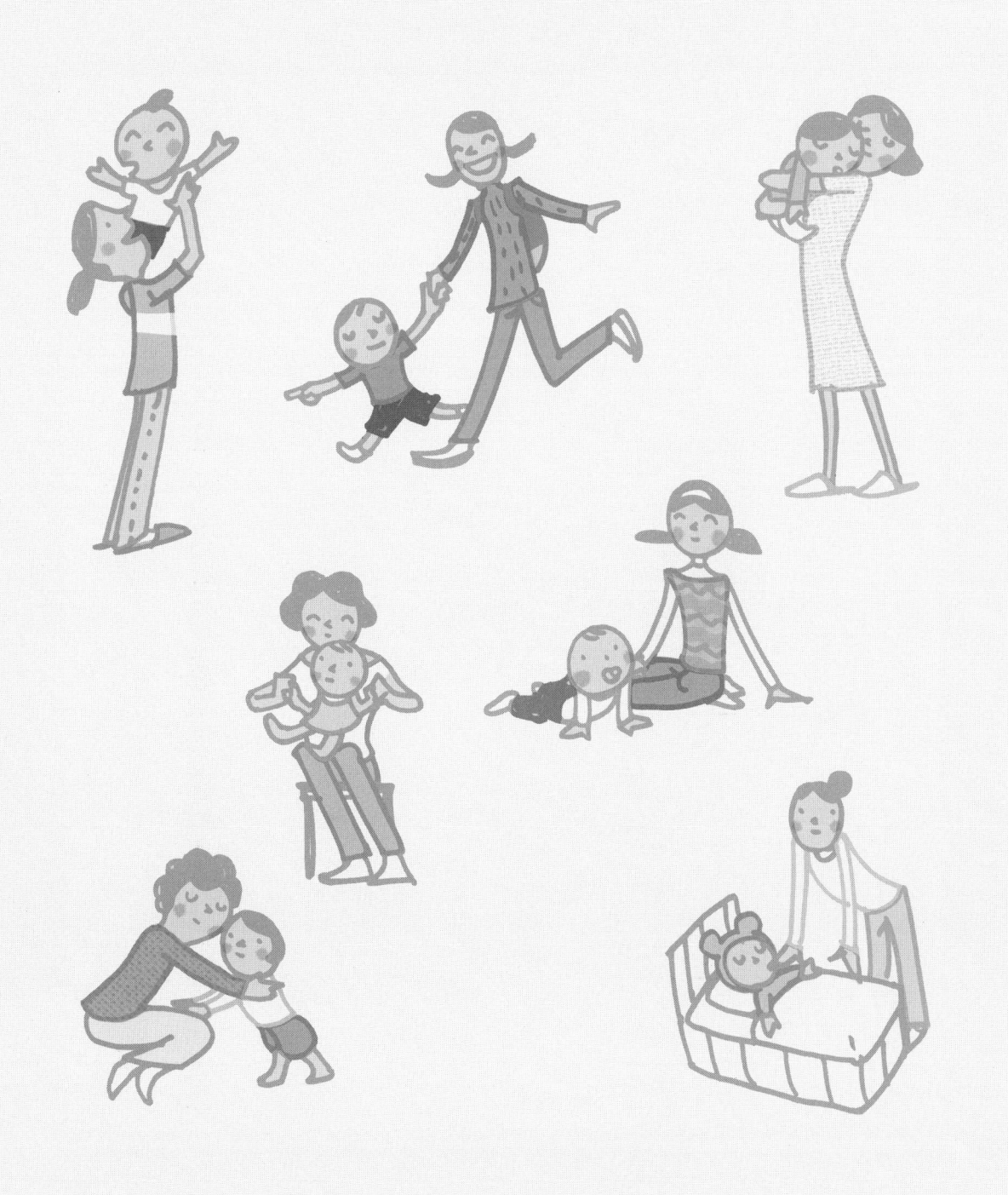

東海大学出版部

はじめに

　著者は女子大学で講義を担当してきた。女性の立場から、生命、環境、衛生、保健に関する科目を開講してきた。とりわけ「女性と生命」は、自分自身の将来に深く関わりがあるので、受講熱が高く質問も多い。

　ある時学生さんたちから、女性として、また母親として将来役にたつことを講義してほしいとの要望があり、妊娠、出産、子育ての基本的なことをビデオや写真などを使い、わかりやすく説明してきた。

　受講した学生さんたちの感想に、知らないことが多くてとても不安だったけど、色々な知識を得られて、ホッとしたというのが多くみられた。以前は出産、育児については、お姑さんや母親から教わることが多くあったことと考えられる。今は核家族化により、垂直方向の知識の伝達が少なくなり、赤ちゃんや幼児を見たり、接したりすることも格段に少なくなっている。現代社会では母と子をとりまく環境は変わってきているが、基本的なことは昔も今も変わらない。

　この講義で一番困ったことは、生物学を背景に書かれた女性と母性についての適当なテキストがみあたらなかったことである。医学生、看護学生を対象としたテキストはあるが、専門的すぎる嫌いがあった。そこで受講生たちの意見も入れ、実際の授業で話した内容をもとに、この本を執筆した。前半は女性のライフサイクル及び妊娠と出産について、後半は新生児と乳幼児の特徴と育児について、できるだけ簡潔に説明したつもりである。

　妊娠・出産は生命現象として普通のことであるが、知っておかねばならないことがいくつかある。女性ホルモンによってなされる月経周期や排卵→受精→着床の過程は、見事なまでに理にかなった現象である。胎児は母体環境の中で育ち、出産時には大変な環境の変化を乗り越えて生きていく。赤ちゃんは誰に教わることなく哺乳し、泣き、笑い、声を発し、寝返り、すわり、ハイハイし、歩き、いろいろなことを覚えていく。胎児や子供の成長と発達とともに母性が目覚め、発揮されていく。ともに育つ親と子である。

　乳幼児期の心身の発達は重要なことで、個人差は認めながらも、その過程はすべての人たちがたどっていかねばならないものである。その時期に家庭内、保育園、幼稚園などで受ける教育が保育である。保育とはそれぞれのこどもの発達段階にみあった教育をすることであり、単なる子守ではない。幼児期は色々な経験を実際にすることにより学ぶことが多くある。ことばかけ、聞いてあげること、待ってあげることも保育の重要な要素である。

　女性の社会進出が進み、育児と仕事を両立する女性が多くなったため、子育て支援の強い要望がある。公的な機関の子育て支援についても紹介した。

若い世代の人達は知っているようで知らなくて、不安に思っていることが多くあるようで、取り越し苦労や気疲れがあるのではと見受けられる。母性や保育の学習をすることにより、女性として豊かな知識と心を持ってほしいと願っている。親がゆとりを持って、赤ちゃんや乳幼児に接してもらえたらと思う。父となる男性にも、母性や赤ちゃんについての理解を深めていただける本であればと思っている。
　未来のおかあさま方と子供たちのために、この本が役にたてば幸いである。

　私の講義を受講してくれた学生さんたち、本書を書く機会を与えて下さった東海大学出版部の稲英史さんに深く感謝申し上げる。

2015年3月

谷田泰枝

目　次

はじめに　iii

第1章　母と子 ……………………………………………………………… 1

 1．種族保存　1
 2．母性　1
 3．ライフサイクル　1
 4．ウィメンズ・ヘルス　2
 5．リプロダクティブ・ヘルス　2
 6．母性のライフサイクル　2
 7．現代女性のライフスタイル　3
 8．出生数と合計特殊出生率　4

第2章　女性性器の構造と働き ………………………………………… 7

 1．女性性器　7
 2．月経周期　9
 3．排卵日　11
 4．性行為感染症　12

第3章　妊　　娠 ………………………………………………………… 13

 1．妊娠の成立　13
 2．胎児の発育（人体発生学）　14
 3．妊産婦のための食生活　23

第4章　分　　娩 ………………………………………………………… 25

 1．分娩（お産）　25
 2．分娩の3大要素　25
 3．分娩の各期　28
 4．お産の進み方と呼吸法　30
 5．分娩機転　33
 6．周産期医療　34
 7．産褥期　34
 8．出生届　34

第5章　小　児 ……………………………………………………… 35

  1．小児期　35
  2．新生児の特徴　35
  3．赤ちゃんの特徴　36
  4．母乳分泌と授乳　38
  5．排泄　40
  6．沐浴　41
  7．離乳食　45
  8．排泄のしつけ　47
  9．ことばの発達　48
  10．達成月年齢　48
  11．赤ちゃんの病気　49
  12．食中毒の予防　50
  13．アレルギー疾患とその予防　50
  14．赤ちゃんの事故　51
  15．予防接種　52
  16．妊産婦教室・乳幼児健康診査　52
  17．ファミリーサポートセンター・子育て支援　52

第6章　遺　伝 ……………………………………………………… 55

  1．染色体異常症　55
  2．伴性遺伝　55
  3．ABO式血液型と遺伝　56
  4．Rh式血液型　57

第7章　学校保健 …………………………………………………… 59

  1．学校保健統計による身体発育と疾病　59
  2．感染症新法と学校保健安全法　60
  3．最近の課題　61

 参考文献　64

 索　引　65

装丁　中野達彦
表紙イラスト　北村公司

第1章 母と子

1．種族保存

　私たちが、生き続けるために食物を食べ命を守る行動を『個体保存』という。生命には限りがあるので、子どもを産み育てる。子どもを守り育てるために、親が自分の生命を犠牲にしたり、自分の生命を捨ててまでも、子どもの生命を守り育てる行動を『種族保存』という。この2つの行動の生物的な背景はヒトにとっての本能である。

2．母性

　子どもを生み育てるには男性も女性も等しく関わる。女性には自分の体の中で胎児を育て、分娩するという重要な役割があり、子どもが生まれた後は、深い母親の愛情を持って子どもを育む。女性は生命を創造し、その生命を発達させる尊い使命を持っており、この使命を果たすために、女性は形態・機能や心理、行動に男性とは異なる特徴を持っている。これらを総合して母性といい、母親の心身の健康状態は、直接的・間接的に子どもたちへ大きな影響をおよぼす。
　女性は愛すること・赤ちゃんを宿すこと・産み出すこと・育むことにより生命の神秘とそのすばらしさを自己の体で感じとることができる。これらの点は男性あるいは父性にない特質で、負担であるとともに特権でもある。

3．ライフサイクル

　受精卵は分裂をしながら受精後6～7日で子宮内に着床し、ヒトの一生が始まる（受胎）。その後約37週間、胎児は子宮内で発育していき、成熟児となり

出生する。出生後は身体的にも精神的にも成長し、思春期を経て成人になり、次の世代を生み育てるという繰り返しが連続して行く、これをライフサイクルという。ヒトはライフサイクルをひとまわりして次の世代を生み育てた後に、老年に向かい一生を終える。

4．ウィメンズ・ヘルス

女性の健康について以前は、妊娠・分娩（お産）・産褥期（さんじょく）（お産の後回復する期間：6～8週間）の健康の維持および増進を主としてとらえていた。近年は思春期、更年期、老年期をみるようになり、女性のライフステージに見合った診療をする女性専門外来がある。

5．リプロダクティブ・ヘルス

リプロダクティブ・ヘルスとは人間の生殖システム、その機能と活動過程において、疾病、障害がないというだけでなく、身体的にも、精神的にも、社会的にも完全に良好な状態にあることである。つまり、人々が安全で満ち足りた性生活を営むことができ、生殖能力を持ち、子どもを産むか、産まないか、いつ産むか、何人産むかを決める自由を持つことを意味している。

男女ともに、自ら選択した安全かつ効果的で、経済的にも無理がなく、受け入れやすい家族計画を考え、法と倫理に反しない出生調節の方法についての情報を得、その方法を利用する権利、女性が安全に妊娠・出産でき、またカップルが健康な子どもを持てる最善の機会を与えるよう適切なヘルスケア・サービスを利用できる権利がある。これらをまとめたものが、リプロダクティブ・ヘルス（生殖的健全性）とされている。

6．母性のライフサイクル

女性の体は男性と異なり、女性ホルモンの強い影響を受けて、いくつかの転機を経て、節目のはっきりしたライフサイクルを形成する。そして、それぞれの時期に応じて、女性特有の生理現象がみられる。

1）思春期　8～18歳頃の時期で、子どもから成熟女性への過渡期である。女性ホルモンが分泌され、女性らしい体つきになり、月経の発来（初経または初潮）がみられる。精神的にはまだ子どもだった頃から脱しきれず、未熟さを引きずっており、体と心のアンバランスから、心が揺れ動き、反抗的になることもある。女性としてのスタート地点でもある。

2）成熟期 18〜40歳代の中頃までの時期である。性成熟期の特徴は、排卵を伴う規則的な月経周期があり、女性が妊娠・出産という生殖機能を有する時期である。従来、この時期は多くの女性にとって育児に専念した時期であった。最近は価値観や選択肢が多様化し、自分の意思で子どもを生まない女性や、高齢出産も多くみられる。女性の社会進出が急激に進み、この時期は育児と仕事を両立する女性が多くなっている。

3）更年期（思秋期、サンドイッチ世代） 45〜65歳の時期である。30歳をピークにして卵巣の重量が減少していく。卵巣機能の低下が、多くの人の場合40歳前後で始まり、50歳頃に月経がなくなる「閉経」を迎える。閉経の前後約5年ずつくらいを更年期といい、卵巣から出る女性ホルモンが急激に減少するために体のバランスが崩れ、いろいろな症状が出やすくなる。症状が強い場合を更年期障害という。この時期はちょうど家庭内環境が大きく変わる時期でもあり、そのストレスでいろいろな症状が出る人もあるが、気持ちの持ち方でこの時期をスムーズに乗り切ることができる。

　サンドイッチ世代とは、子どもの親であり、自分たちの親の世話をするという両世代への、ケア提供をする世代であることをいう（アメリカでよく使われる）。

4）老年期（閉経後の世界） 普通は65歳以上の時期で、80歳以上を高齢者という。老化現象は体のすべてにおよぶが、閉経して女性ホルモンの分泌が減少すると、骨がもろくなり（骨粗しょう症）、動脈硬化が起きやすく、脳血管障害（脳出血、脳梗塞）、狭心症、心筋梗塞の原因になることがある。よりよい老年期を迎えるために、若い頃から食生活に気を配り、適度な運動を行い、生活習慣病予防を心掛けたいものである。

　今までの人生で得られた豊富な知識と経験は、"太母"としての女性性を有し、沖縄では"おばあ"とよばれ、その長寿の力が尊敬されてきた。

7．現代女性のライフスタイル

　現代女性のライフスタイルは多様化してきている。結婚、出産しても仕事を続ける両立型は、時間・体力・精神面でかなりハードな生活となることが想定される。専業主婦型、結婚延期型、独身型や結婚しても子どもをつくらないなどいろいろなケースがみられる。いずれもそれぞれに葛藤がある。

1）DINKS（Double Income No Kids: 二重の収入があり、子どもを持たない夫婦） 結婚して仕事を続け子どもは持たない。一見、合理的でリッチで充実しているように思われ、格好がいい。

2）DEWKS（Double Employed With Kids: 子どものいる共働き夫婦） 結婚し

て出産しても仕事を続ける。時間に追われ、体力と気力がかなり要求される。
3）**結婚延期型**　トータルな生き方では両立型にはかなわない。
4）**独身型**　結婚しないで仕事。→子どものいない人生で本当によかったのか。→老後一人でいるのはさびしい。
5）**シングルマザー**　未婚・離婚・死別などで、独身で子育てをする。体力、気力が要求される。
6）**専業主婦型（出産・子育て）**　空の巣症候群。夫と子どものためにがんばってきたのに、世の中にとり残された喪失感を持つこともある。

8．出生数と合計特殊出生率

出生数とは1年間に生まれてくる子どもの数である。
出生率とは対象人口1000人当たりの出生数である。
合計特殊出生率とは、15歳から49歳までの女子の年齢別出生率を合計したもので、1人の女性が一生の間に産む子どもの数に相当するとされている。最近は合計特殊出生率を出生率とすることもある。

　　出生率＝（出生数／人口）×1000
　　合計特殊出生率＝（母の各年齢別出生数／各年齢別女子人口）15歳から
　　49歳までの合計

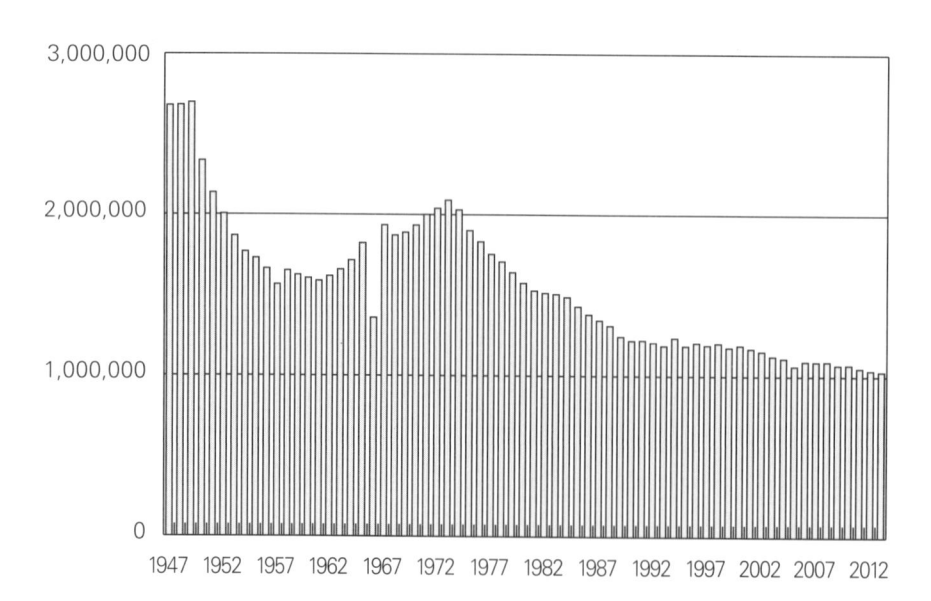

図1　出生数の年次推移（厚生労働省「人口動態統計」の資料よりグラフ作成）

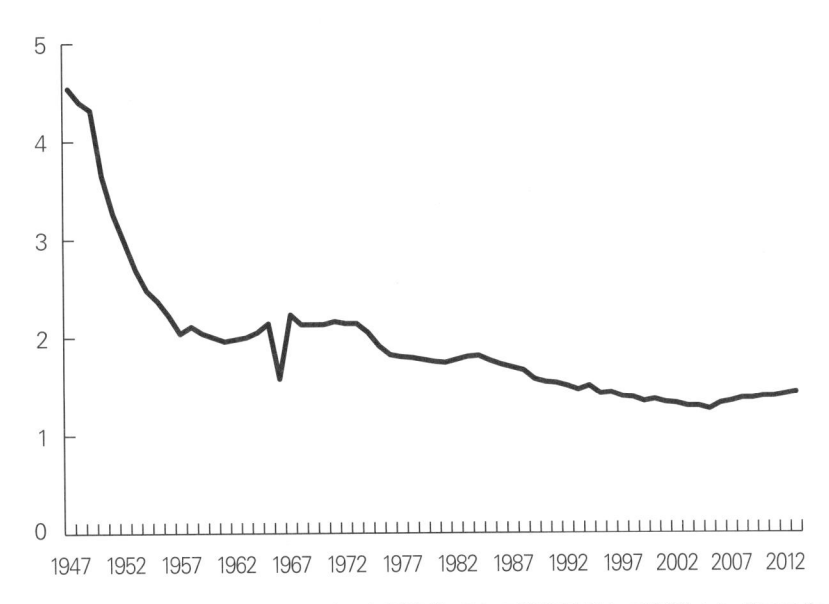

図2　合計特殊出生率の年次推移（厚生労働省「人口動態統計」の資料よりグラフ作成）

　第1次ベビーブーム期、昭和22～24年（1947～1949）に生まれた女性が出産したことにより、昭和46～49年（1971～1974）には第2次ベビーブームとなり、1年間に生まれてくる子どもの数は約200万人を超えたが、最近は約100万人に減少している（図1）。これは親となる世代の人口規模の縮小と、彼らの子どもの生み方の変化によっている。平成17年（2005）の合計特殊出生率は最低の1.26である。これは昭和41年（1966）の丙午(ひのえうま)の年よりも低い値である。
　丙午とは干支の1つで、60年に1回めぐり、「この年に生まれた女性は気が強い」などの迷信があるので、出生数が著しく減る傾向がある。
　平成25年（2013）には1.43にまで回復したが、この数値は長期的に人口を維持できる水準（人口置換水準）の2.07よりかなり低く、少子高齢化の促進につながるとされている（図2）。

1）大幅に減った20代女性の出産　少子化の過程での合計特殊出生率の低下は、20歳代での出産が大幅に減るかたちで起きている。これはこの年代で結婚している人が減ったことが主な原因で、1990年代以降は結婚後の出生ペース低下も関係している。代わりに30歳代で出生率は高まっているが、20歳代で減った分を補うまでには至らず、合計特殊出生率は下がり続けている。第1子出生時の母親の平均年齢は上昇傾向にあり、2013年は30.4歳であった。

2）晩婚化の進行　少子化の背景には結婚の仕方の変化があるとみられている。晩婚化は1970年代半ばの少子化過程の初めから出生率低下の主な原因となってきた。晩婚化は若い年齢層の結婚している人の割合（既婚率）を下げ、つまり未婚化を引き起こし、そこでの出産を減らすので、20歳代女性の出生率は下が

ってしまっている。晩婚化が非婚化（生涯結婚しない人）の増加につながっているとも見られ、若い年齢層で失われた結婚・出産の一部は回復されないことになる。

3）わが国の総人口の見通し　図3の人口ピラミッドの左側は2000年時点での、人口ピラミッドの右側は2050年の予測の年齢構成と総人口を示している。わが国の総人口は、2000年時点でおよそ1億2693万人で、その後2006年をピークとして減少に転じると予測されている。50年後の2050年にはおよそ1億人となり、現在の趨勢をもとにした見通しでは、より少子高齢化が進むことが懸念される。

- フランスの出生率（2013年）は2.01で欧州の中でも高い出生率である。それは金銭面での支援（家族手当）に加え、地域や職場に大小さまざまな保育施設もあり、「保育ママ」というベビーシッターを家庭で雇う制度（保育サービス）も普及し、育児と仕事を両立しやすい環境が整っていることによるとされている。わが国の内閣府経済社会総合研究所は、「現金給付だけでなく、保育サービス、母親の就労支援などの対策を一貫して行うことが重要」としており、充実した育児支援制度の早急な導入が望まれる。

- 出産、子育て時期は家事に専念しても、子育てが一段落した後に、女性が就職できる社会になれば、少子化や子育て問題の解決によい影響をおよぼすと考えられる。

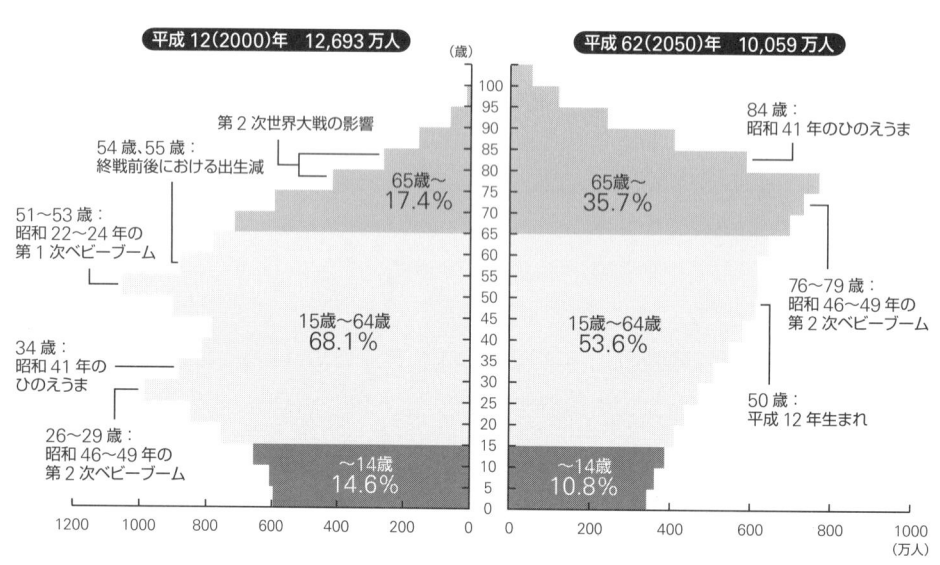

図3　2000年（国勢調査の結果）と2050年（予測）の年齢構成と総人口の比較の人口ピラミッド（平成14年1月推計　社会保障・人口問題研究所の資料より）

第2章
女性性器の構造と働き

1．女性性器

　女性性器は、外から見える外性器（図4）と腹腔内にあって外から見えない内性器（図5）に分けることができる。外性器は、陰部のいちばん外側に左右一対の形で存在する大陰唇、その内側に左右一対の形で存在する小陰唇、小陰唇の上方にある陰核から構成されている。小陰唇のほぼ中央付近には、膣口と尿道が開いており、膣口から奥にある器官が内性器である。膣口から長さ7～8cmの膣が続き、その内側は膣粘膜でおおわれている。膣は外陰と子宮とを結ぶ管で交接器であるとともに、分娩時には産道の一部となる。

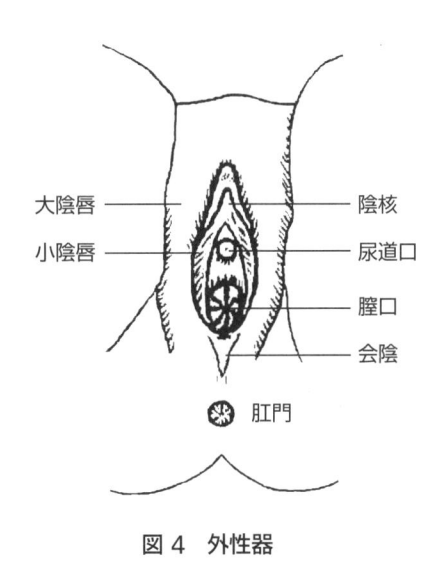

図4　外性器

図5 内性器

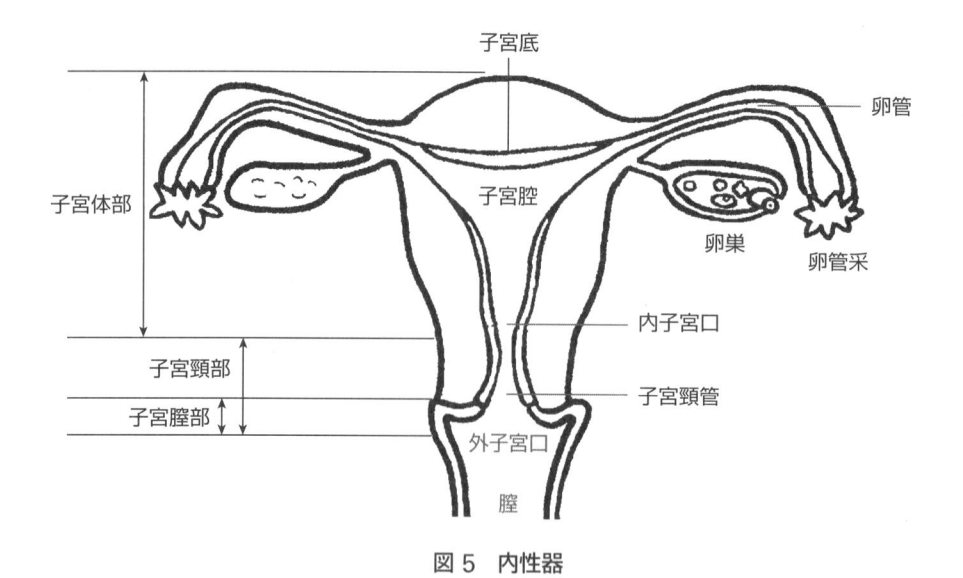

　内性器には卵子の生産（卵巣）とその輸送（卵管）ならびに受精に備える器官（子宮）がある。子宮は西洋なしを逆さにしたような形の器官で鶏卵ぐらいの大きさである。膣から子宮へつながる部分では子宮の一部が膣内へ出て子宮膣部といい、子宮内へ通じる口が開いている（外子宮口）。子宮膣部に続いて細い子宮頸部があり、それに続いて子宮体部がある。子宮は筋肉の層でできていて、内側は子宮内膜という粘膜でおおわれており、子宮の奥の子宮底部から左右一対の卵管が腹腔内に伸びていて、先はラッパのような形の卵管采となり、そのすぐそばに卵巣がある（図5, 6）。

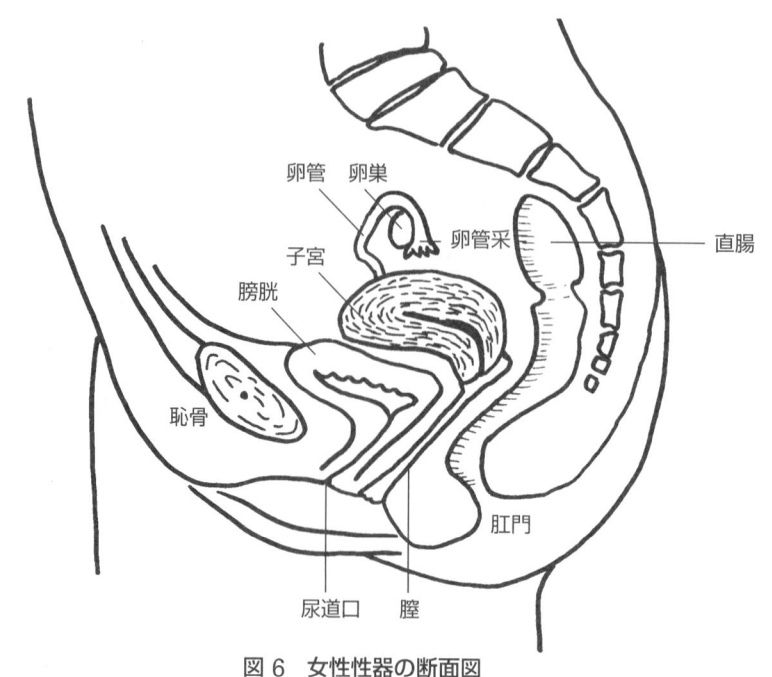

図6 女性性器の断面図

2．月経周期

　月経周期（子宮周期）は月経期、増殖期、分泌期の3期に分けられ、卵巣周期と密接な関係にある。

　女性には、初経（12歳前後）から閉経（50歳前後）まで約28日周期で月経（5～7日位続く子宮内膜からの出血）がみられる。

　月経周期は、赤ちゃんをつくるための大事なシステムであり、ホルモンによって、脳の視床下部—下垂体—卵巣—子宮がコントロールされている。まず脳の下垂体から卵胞刺激ホルモン（FSH）が分泌されると、その影響を受けて卵巣の中にある原始卵胞の1個が大きくなり成熟卵胞となり、この成熟卵胞からは卵胞ホルモン（エストロゲン）が分泌され、このエストロゲンの作用で子宮粘膜は厚くなり増殖期となる。すると今度は下垂体から黄体形成ホルモン（LH）が分泌されるようになり、排卵直前には多量の黄体形成ホルモンが分泌されLHサージとよばれる（図8）その作用で成熟卵胞が破れて卵子が飛び出し、排卵される。排卵した後の卵胞は、黄体という組織に変わり、ここから黄体ホルモン（プロゲステロン）が分泌されるので、子宮内膜はこのプロゲステロンの影響を受けて柔らかくなり、分泌期となる（図7, 8）。

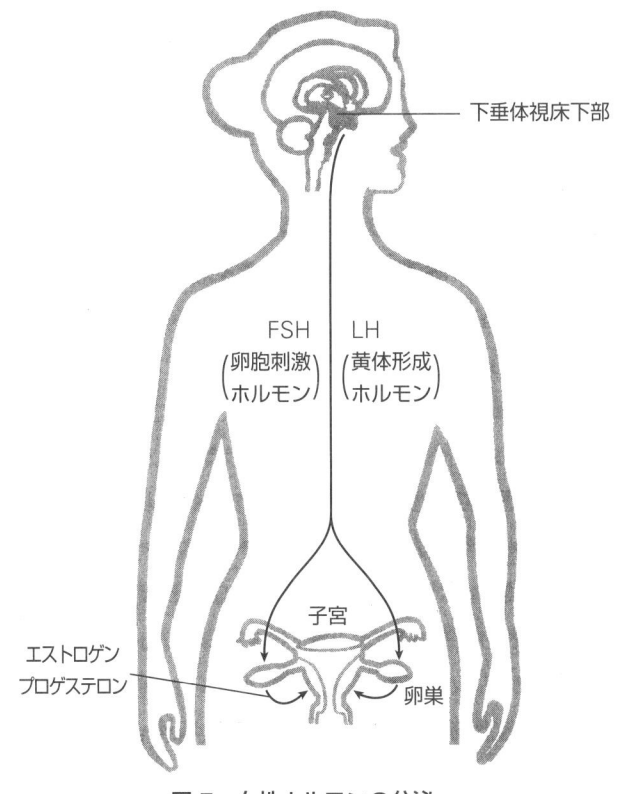

図7　女性ホルモンの分泌

排卵前後にセックスが行われ、卵管で卵子と精子がうまく受精して受精卵となり、子宮内に到達して、分泌期の子宮内膜に着床すると妊娠が成立する。受精卵を迎えるために、ふかふかベッドを用意して待っているのが分泌期であり、妊娠が成立しない場合は、卵巣の黄体はしぼんでしまい、黄体ホルモンが減少する。そして不要になった子宮内膜ははがれ、出血とともに体外に出ていくのが月経である（月経期）。この時期は子宮内膜がはがれ落ちるために子宮内膜はもっとも薄くなっている。

　月経が終わる頃に、再び卵胞刺激ホルモンが出て、次の卵胞が大きくなって同じ周期を繰り返すので、これを卵巣の周期変化、子宮内膜の周期的変化（剥離と再生）という。月経の初日は月経周期の始まりで、この日を月経周期1日として計算する。（図7，8）

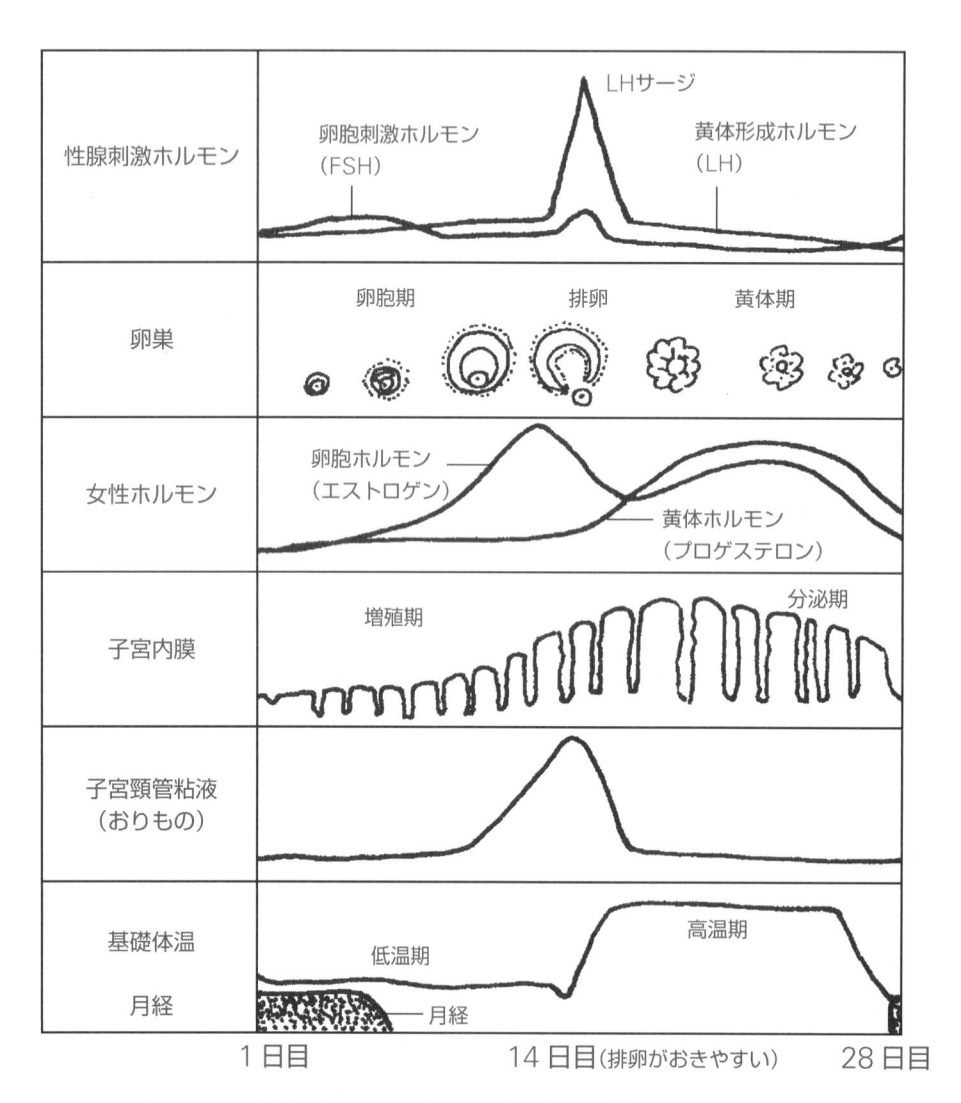

図8　月経周期（女性ホルモンと周期的変化：月経のメカニズム）

3．排卵日

1）基礎体温と排卵　図9は、正常な基礎体温パターンを表している。低温期と高温期がはっきりしており、二相性の基礎体温曲線がみられる。月経が始まってから排卵までの間が低温期、排卵が起こり次の月経が始まるまでの間が高温期である。

大部分の人の基礎体温は、低温期は36.0℃〜36.3℃前後、高温期は36.7℃〜37.0℃前後くらいである。ただし、36.5℃くらいが高温期という人もあり、若干の個人差がある。

基礎体温曲線が二相性を示した場合、いつが排卵日かというと正確には「いつ」とはわからないもので、排卵は低温期の最終日を中心として、その前後5日間のうちに起こり、この時期を排卵期という。

妊娠した場合には高温期がそのまま持続する。この高温期は12〜15週（第4月）より徐々に下降し、分娩まで低温期が続く。

2）おりもの（頸管粘液）の性状で見る方法　おりものは月経の周期によって変化し、生理が終わると子宮頸管といわれるところから、排卵日に向かって少しずつおりものが出始める。排卵日に近づくとネバネバしたおりものが増え始める。排卵日前後には透明のおりものがみられる。生卵の白身のような感じで透明で粘りがある（図8）。

3）市販の排卵検査薬について　検査薬には尿で検査するタイプ、唾液で検査するタイプがあり簡便である。しかし、精度は完全とはいえず補助的診断法であると考えておいたほうがよい。

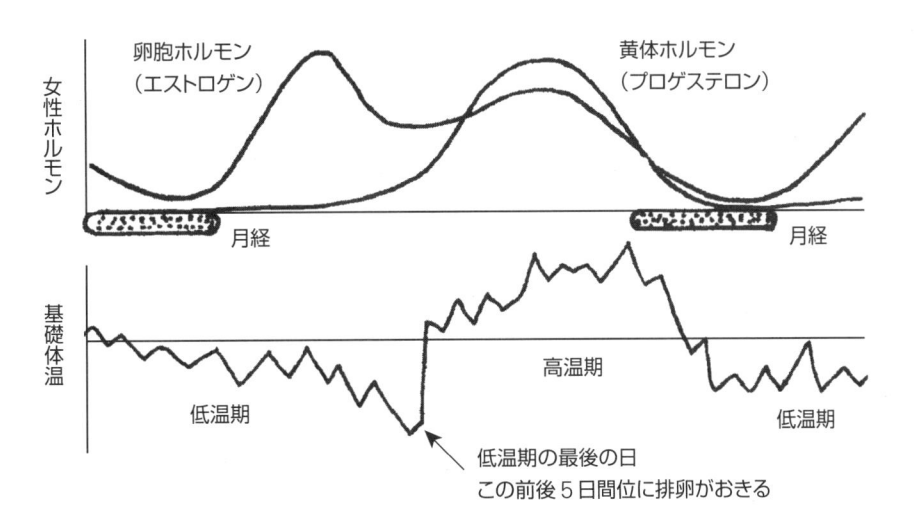

図9　排卵と基礎体温
＊基礎体温は婦人体温計で目を覚ました後、起き上がる前に寝床で測る。

4. 性行為感染症（STD：Sexually Transmitted Disease）

　セックスによって感染する病気を性行為感染症（STD）という。昔から性病として梅毒や淋病があった。近年は、新しいタイプのエイズ、クラミデイア感染症などが増加している。

　STDは男性も女性も感染するが、女性の場合、不妊や流産・早産の原因になるだけでなく、妊婦が感染していると、母子感染によりおなかの赤ちゃんの健康に影響することがある（図10）。はっきりした症状もなくじわじわ進行するものがあり、知らないうちにかかっていることも多い。予防・早期発見・早期治療が重要である。自分がSTDにかかっているのに気づかないこともあるが、少しでも気になる症状があるときは、はずかしがらずに婦人科、泌尿器科や女性外来で診てもらうことが望ましい。治療はパートナーとともに行い、定期的に検診を受けることも重要である。

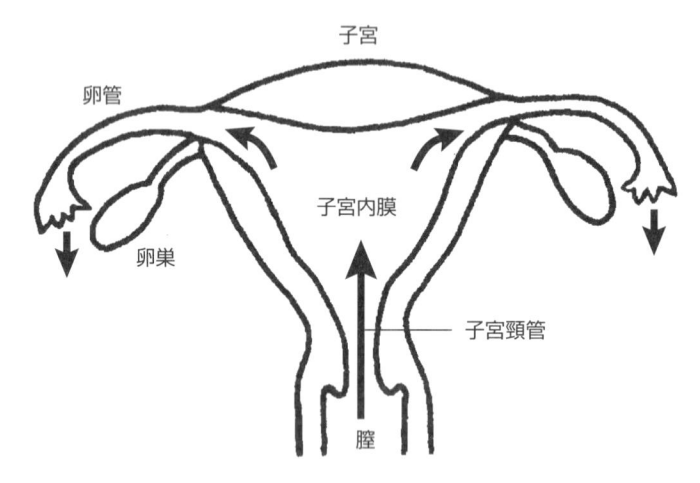

図10　性行為感染症（STD）の感染経路
病原菌が膣から子宮頸管、子宮内膜、卵管、骨盤腹膜へと広がっていく例が多い。

第3章
妊娠

1．妊娠の成立

妊娠が成立するためには、卵巣からの排卵、卵管膨大部での受精、子宮内膜への着床の3つのステップが必要となる。

1）排卵の起こる仕組み　脳下垂体から分泌される卵胞刺激ホルモン（FSH）の作用で卵巣にある小さな卵胞（原始細胞）は成長し、直径18 mm前後の成熟細胞となる。卵胞の中に卵子があり、成熟卵子の大きさは80～170μmである。成熟卵胞からは卵胞ホルモン（エストロゲン）が分泌され、これが脳下垂体に卵の成熟を知らせる刺激となって、今度は脳下垂体から黄体形成ホルモン（LH）が分泌される。このLHの刺激を受けて成熟卵胞が破れ、卵子が腹腔内に飛び出す。これが排卵で、この卵子はラッパのような形をした卵管采でとりこまれ、卵管に運ばれる（図5，11）。残った成熟卵胞は黄体となって黄体ホルモンを分泌する。

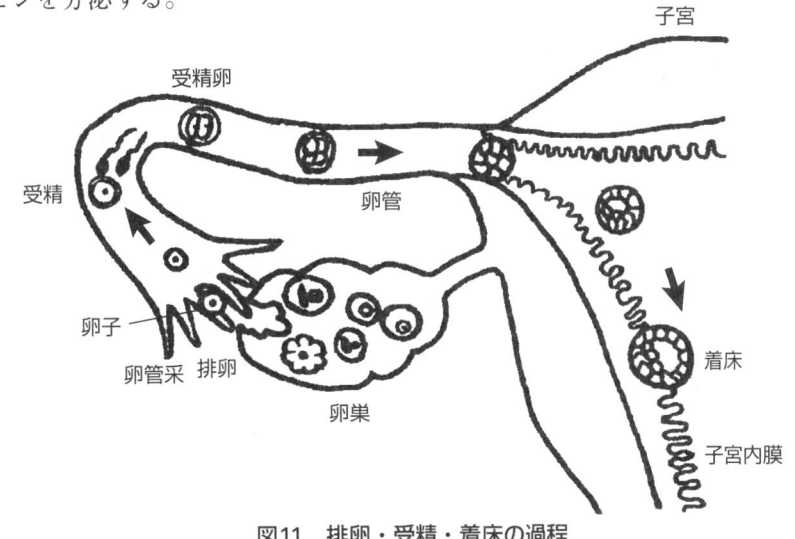

図11　排卵・受精・着床の過程

13

図12 排卵・受精・着床

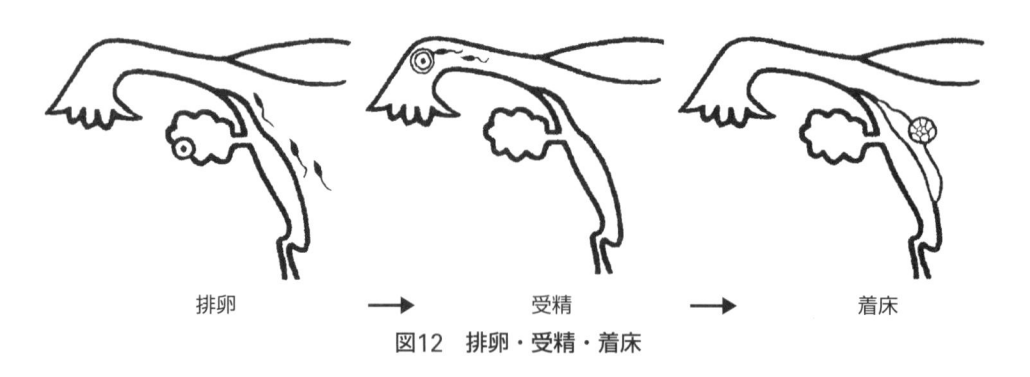

2）受精 膣内に射精された精子は、子宮の入り口の粘液の中を泳いで子宮腔内に入り、その後、卵管に達する。一方、卵巣より放出された卵子は卵管采より卵管へ運ばれ、卵管膨大部とよばれるところで精子と卵子が合体し受精が成立する（図11）。

3）受精から着床まで 受精卵は、細胞分裂をしながら卵管内を輸送され、受精後約1週間で子宮腔に達し、子宮内膜に着床する（図11）。

2．胎児の発育（人体発生学）

妊娠の始まりは受精である。排卵は、多くの場合月経開始から2週間後位にある。卵子の寿命は排卵から約8～10時間であり、精子の女性性器内においての受精能力期間は3日以内といわれている。この間にタイミングよく精子と卵子が出会い、受精すると受精卵となる。受精卵は細胞分裂を繰り返しながら、子宮へと運ばれ、受精から7日目位に子宮内膜へ潜り込み（着床）、妊娠が成立する。

妊娠1週目は赤ちゃんの素である卵子が発育中で、妊娠2週目は受精卵となり、妊娠3週目になってやっと子宮内膜（ふかふかベッド）に着床する（図11, 12）。

妊娠1カ月（妊娠満0～3週）

1）胎児の発育　身長0.4～0.7cm位、体重1g足らず まだ体の形がはっきりせず、長い尾やエラがあって、タツノオトシゴのような形である。人間の赤ちゃんの姿にはなっておらず、妊娠7週ごろまでの赤ちゃんは胎芽とよばれる。その外側はやがて4カ月頃には胎盤を作り上げる組織の絨毛でおおわれる。絨毛の一部は子宮内膜に入り込み、子宮壁から母体の栄養を吸収し、胎芽を育てる。

2）母体の変化 月経が止まり、乳首が敏感になり、色が黒ずんでくる。次の月経がくるはずの頃に、「何かいつもと違う体調の変化」に気づく人もいる。

だるく熱っぽい感じがする、あくびが出て眠くなる、便秘がちになる、朝起きて空腹時に軽い吐き気を感じるなどの、小さなサインに気がつけば、赤ちゃんかな（妊娠）と考え、性行為も含め、生活すべてにおいて慎重にすることがよい。

3）妊娠の早期診断法

① **内診** 子宮が大きくなり、つきたてのお餅のように柔らかくなる。子宮膣部や外陰部の色が濃くなる。

② **尿検査** 妊娠すると胎盤の絨毛から、hCG（ヒト絨毛性ゴナトロピン）やプロゲステロン（黄体ホルモン）が多量に分泌され、母体の血液や尿に含まれるので、尿で調べることができる。妊娠検査薬キットは市販されている。

③ **基礎体温測定法** 月経開始日から毎朝基礎体温を測定する。排卵は普通、月経開始から2週間たった頃で、排卵があれば基礎体温が高くなる。妊娠していればそのまま高温相が3週間以上続く。

④ **超音波診断法** 超音波検査では、妊娠4〜5週（月経が1〜2週間遅れた段階）で、妊娠の確定診断ができる。個人差はあるが、妊娠5週頃には、子宮の中に着床していることが確認できる。（図16は10週の胎児）

⑤ **超ドップラー法** 胎児心音計のマイクロフォンを母体の腹壁上に当てると、妊娠3カ月頃には胎児心音が聞こえる。

4）出産予定日
出産予定日は最終月経初日に280日（40週）を加えた日と定義されている。

出産予定日の計算方法（ネーゲレの概算法） 出産するのが何月の予定なのかを計算するには、最終月経の月の数から3をひく。引けない場合は9を足す。出産する予定の日を計算するには、最終月経の初日に7を足す。この日が月末日（28, 29, 30, 31）を超えた場合は、ひと月後の月末日より超過した数の日となる。

5）妊娠中の薬物などの使用

① **薬などに注意** 睡眠剤、鎮痛剤、つわりの薬、風邪薬、下剤、駆虫剤、ホルモン剤、抗生物質などをむやみに飲まない。薬の服用、予防接種は、必ず医師に相談する。レントゲン検査は確実に妊娠していないときに受ける。これらは妊娠したい、妊娠してもいいかな……と思っている『未来の母』の常識である。胎盤は赤ちゃんに有害なものをシャットアウトするフィルターの働きもするが、胎盤を通過し、胎児に影響するものが知られている。妊娠初期は特に影響を受けやすく、気をつけることが大切である。飲む薬の種類、時期、量、期間などにより影響は異なる。妊娠3週の胎児では、中枢神経や心臓への催奇形性（いろいろな器官が形づくられるときに異常が起きる）のリスクがあり、妊娠4週からは上肢、下肢、目、耳などに、妊娠6週頃から

妊娠月数 妊娠週数	第1月 0〜3	第2月 4〜7	第3月 8〜11	第4月 12〜15	第5月 16〜19	第6月〜 20〜39
薬による影響	ほとんどない	妊娠4〜15週末までは胎児の形態に影響をおよぼす可能性がある			妊娠16週以後は形態ではなく体の機能に影響をおよぼす可能性がある	
胎児の成長	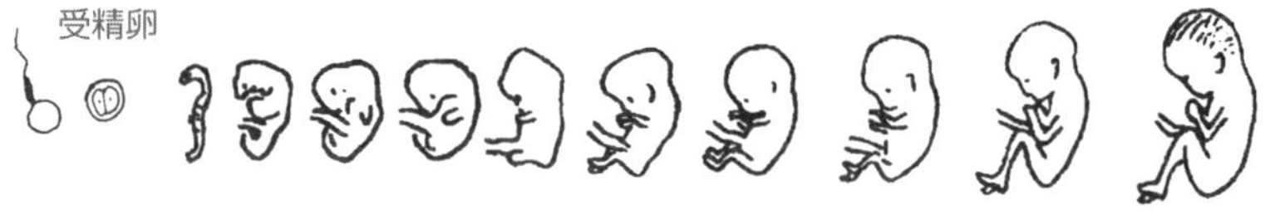 受精卵					

図13 胎児の成長と薬の影響

は歯、口蓋、外生殖器などの形の異常が起こる可能性がある（図13）。

薬：サリドマイド剤

微生物：風疹ウィルス

化学物質・放射線：有機水銀（胎児性水俣病）・レントゲン線，γ線

② **おなかに赤ちゃんがいるときからタバコはやめよう！ リスクが高くなる**
　タバコに含まれるニコチンは、血管収縮作用があり血行が悪くなる。そうするとおなかの赤ちゃんに十分な酸素や栄養が届かなくなる。それで妊娠中にタバコを吸っていたおかあさんから産まれてくる赤ちゃんの体重は、タバコを吸わないおかあさんから産まれてくる赤ちゃんに比べて平均で170ｇほど少なく、喫煙歴が長いおかあさんほど低体重の赤ちゃんが産まれやすくなる傾向がみられる。喫煙妊婦では、自然流産、早産、周産期死亡の割合が高くなり、先天性奇形が多くなる傾向がある。受動喫煙（人が吸っているタバコの煙を吸いこむこと）も胎児に同様の障害をおよぼすので、妊娠した女性はタバコの煙を避ける。

③ **アルコールもよくない**　妊娠中の飲酒によるアルコール摂取は、先天異常の大きな原因として知られている。妊娠中の飲酒によって生じる影響はさまざまで、低体重児出生、流産の頻度が増加する傾向がみられる。

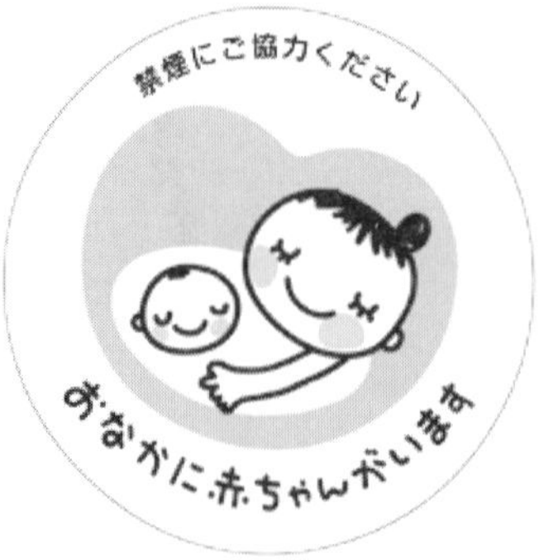

図14 マタニティマーク　厚生労働省ホームページより

妊娠2カ月（妊娠満4〜7週）

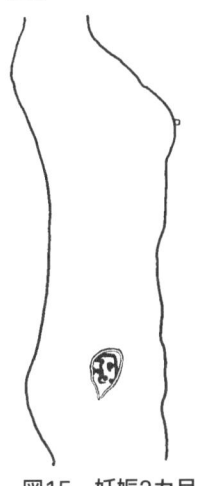

図15　妊娠2カ月

1）胎児の発育　身長約2cm、体重約4g　人間らしい形になってくるが、頭と胴体に分かれただけの2頭身である。目、口、鼻となる部分や手と足の区別もでき、心臓、肝臓、腎臓、胃腸などの臓器もできてくる。妊娠7週の末には脳や脊髄の神経細胞の80％がつくられて、脳の神経、目の視神経、耳の聴神経などが急速に発達する。胎盤や臍帯のもとになる組織が発達してきて、羊水も少しずつたまり始める。胎児の体の器官や胎盤など、胎児を育てるための胎児付属物（図21）ができる大事な時期でもある。

2）母体の変化　子宮が大きくなり始め、鶏卵の1.5倍位になり、早い人では妊娠4週頃、普通は妊娠5〜6週頃からつわりが始まる。朝起きていちばん空腹の時に吐き気を感じるのが特徴である（モーニングシックネス）。つわりの現れ方はいろいろある。

① 体が熱っぽくだるい。
② 胃がつかえたようで、空腹時に吐き気がする。
③ 生つばが出る。食物の匂いが鼻につく。
④ 食べ物の好き嫌いの変化がある。
⑤ めまいがする。

　などの症状があり、まれにまったく感じない人もある。症状がひどく1日に1〜3回胃の内容物を吐くような場合は医師に相談する。

　乳腺が発達してきて、乳房が大きく張り始め、乳首やそのまわりが色濃く、敏感になり、乳房全体に痛みのようなものを感じられることがある。子宮が大きくなり膀胱を圧迫するため、小水が近くなる。乳様白色の分泌物が増えて、おりものが多くなる傾向がある。

・もっとも流産しやすい月なので、以下のことに注意する。
　×特に下腹部、腰部を冷やさない
　×すべったりころんだりしない
　×重い物の持ち運びはしない
　×頻繁な階段の昇り降りはさける
　×バイク、自転車は控える
　×腹部に力が強く入る仕事はしない
　×根をつめてやる仕事はしない
　×長時間同じ姿勢をとる仕事はしない

妊娠3カ月（妊娠満8〜11週）

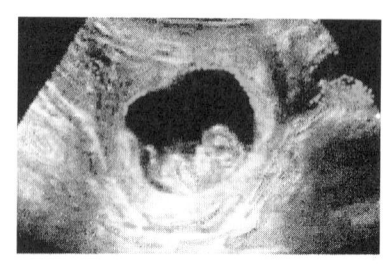

図16　10週の胎児（超音波検査）

1）**胎児の発育**　身長7〜9cm位、体重約20g　妊娠8週からは胎児とよばれる。全体的に3頭身になり、頭と胴、手足の区別もはっきりしてくる（図16）。手足の指は、水かきのように互いにくっついていたのが指の形となる。目のまぶた、耳たぶ、唇もでき、鼻が高くなり鼻穴もある。下あご、ほおも発達し人間の赤ちゃんらしくなり、男女の区別をする外性器は11週の終わりにはできている。内臓の各器官もほぼ完成し働き始める。血液が赤ちゃんの体内を循環し始め、心臓の拍動がはっきりしてくる。妊娠5〜6週になると、超音波検査のモニター画面でピクピクと心拍がみえるようになり、妊娠8週以後は超音波ドップラーという機械で「ドッドド、ドッドド」という心臓が拍動する音がはっきりと聞こえるようになる。腎臓も働き始め、尿がつくられ羊水の中に排泄されるようになる。

2）**母体の変化**　つわりの症状がピークになるが、この月でほぼ治まる人が多い。つわりの症状として一番多いのが吐き気と嘔吐である。においに敏感になり、ごはん、肉や魚、冷蔵庫の匂いなどで気分が悪くなる人、食べ物の好みが変わる人、同じ物ばかり食べたくなる人。つばがたくさん出る人などがいる。

① 食べられるものだけを食べる。赤ちゃんは自分が必要なエネルギーは母体から十分にもらうので無理に食べることはない。
② 朝起きた時は空腹なので吐き気がおきやすい。夜中に少量のおにぎりやパ

ンを食べる。日中少しずつ何度か食べるなどの工夫をする。
③ 酸味、ミカンなどの柑橘類は吐き気を誘うので控える。
④ 同じ物でも冷蔵庫で冷やしたり、ジュースにすると食べやすくなる。
⑤ 水を一気に飲むと吐き気を誘うので、氷を口に含み溶かしながら水分を補給する。

3）妊婦検診 妊婦検診は母体と赤ちゃんの健康を守る上で重要で、妊娠初期には、母体の全身的な健康をチェックする。流産のリスクがないかどうか、双子などの多胎かどうかなどを調べる。妊娠の早い時期に超音波検査を受けると、正確な出産予定日がわかる。妊娠かなと思ったらなるべく早く妊婦検診を受けるのがよい。妊娠初期は2週に1回検診をする医療機関もあるが、初期から7カ月目位の間は4週に1回の受診が一般的である。その後9カ月目までは2週に1回、そのあと出産までは毎週1回検診を受ける。何か異常に思ったときはすぐに産科で受診する。

妊娠4カ月（妊娠満12〜15週）

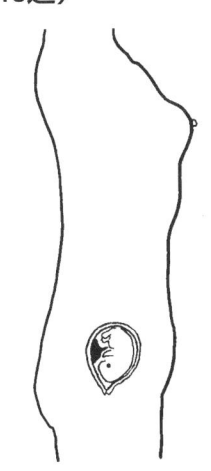

図17　妊娠4カ月（子宮は新生児の頭くらい）

1）胎児の発育 身長16〜18 cm位。体重110〜120 g　胎盤が完成してくる。胎盤は栄養や酸素を運び、赤ちゃんの発育も進み、内臓もほぼできあがる。
2）母体の変化 まだめだたないが、おなかがふくらみ始め、乳房、乳頭が発育してくる。体調が回復して健康感が戻ってくる。赤ちゃんがどんどん発育するので、バランスのとれた食生活を心掛ける。
　母子健康手帳を、居住地の市区町村役所や出張所で発行してもらう。

妊娠5カ月（妊娠満16〜19週）

1）胎児の発育 身長約25 cm. 体重250〜330 g　髪や爪が生え始め、耳や目もできてくる。手足もよく動かすようになり、心臓も活発に働き始める。

2）**母体の変化**　つわりがおさまり食欲が出てくる。おなかやお尻がふくらみ、胎動（おなかの中でピクピクと動くような感じ）を感じる人もいる。乳房が大きくなり、乳頭が黒くなってきて、妊娠の自覚も高まる。安定期に入り、流産の危険も遠のくので、適度な運動と休息を心掛ける。おなかの保温や安定感のため腹帯や妊婦用ガードルを使用し始める時期である。

妊娠6カ月（妊娠満20〜23週）

1）**胎児の発育**　身長約30 cm、体重約650 g　まゆ毛やまつ毛が生えて、顔もはっきりしてくる。骨も丈夫になり、羊水の中で活発に動きまわるようになる。
2）**母体の変化**　腸が圧迫されて便秘がちになる人が多い。初乳の出る人もあり、おりものが増える。
- **注意事項**：乳首の手入れを始める（流産の可能性のある人はさわらない）。この頃までに虫歯の治療をすませておきたい。育児用品、分娩用品の準備を始める。

妊娠20週以降　妊娠高血圧症候群（高血圧、蛋白尿、浮腫）や貧血のときは病院栄養士の栄養指導を受けるとよい。妊娠高血圧症候群（妊娠中毒症）は母子ともに危険になることもあるので安静にし、ストレスを避ける。

　現在では出産前からの体重増加は臨月で7〜10 kgくらいまでにとどめるのが良いとされている。

妊娠7カ月（妊娠満24〜27週）

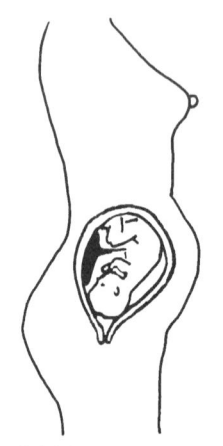

図18　妊娠7カ月　（子宮は、おへそとみぞおちの間になる）

1）**胎児の発育**　身長約35 cm、体重約1000g　未熟であるが人間として機能がほぼ完成して、脳も発達してくる。動きが活発で、逆子が多いときでもある。おなかの中の赤ちゃんは頭を下にしているが（図21）、逆子は頭を上にしていたり、横向きになっている状態をいう。自然に戻ることもあり、逆子体操など

をすると戻ることもある。出産時にいちばん大きな頭の部分から産道を通過しないと、赤ちゃんが危ないため、出産時まで逆子が直らないときは帝王切開をすることがある。

　7カ月まで維持すれば、やむをえないときは生まれても、専門の施設で育てれば育つことが多い。

2）母体の変化　子宮が大きくなって胃を圧迫するので、食事がつかえる感じになってくる。おなかの皮膚がひっぱられて赤い筋（妊娠線）が出てくる。妊娠高血圧症候群（妊娠中毒症）がおきやすいので食生活などに配慮する。

- **注意事項**：お産の補助動作の練習を始めるとよい（図24～27参照。いきみやマッサージは本気でしない）。早産も起きやすくなってくるので、下腹を圧迫したり、ころんだりしないように注意する。妊娠高血圧症候群（妊娠中毒症）を予防し、早期発見のためにも、定期検診は必ず受けるようにする。

妊娠9カ月（妊娠満32～35週）

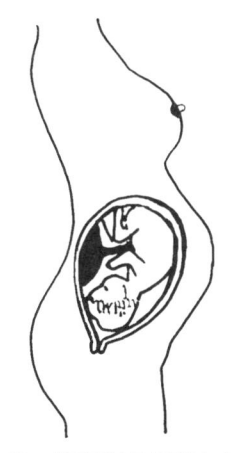

図19　妊娠9カ月　（子宮はみぞおちの下3cmになる）

1）胎児の発育　身長約45cm、体重約2300g　皮下脂肪が増え胎脂がとれて、爪、髪が成長する。羊水中で活発に運動し、生活能力も高まる。生まれる前の2カ月で身長と体重がぐっと大きくなる。

2）母体の変化　子宮がいちばん上がっている時期で、胃の圧迫感が強く、顔、乳、おなかなどに色素が沈着したりする。尿の回数が増え、おりものが増す。

- **注意事項**：いつでも入院できるように準備を整えておく。分娩のリハーサルをしておくとよい（図23～26参照。いきみやマッサージは本気でしない）。働いている人は産前休暇に入る。食事をとりにくい人は何回にもわけてとり、過労に気をつける。生活リズムを大切にして肥満しないようにすることも大切である。

妊娠10カ月（妊娠満36〜39週）

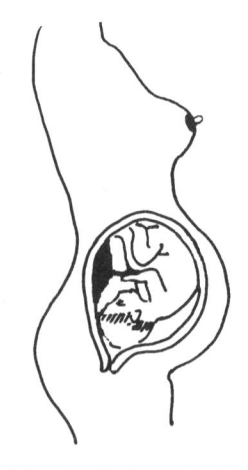

図20　妊娠10カ月（下腹部がひときわ前につきでる）

1）**胎児の発育**　身長約50 cm、体重約3000 g　頭が骨盤の中に入り始め、動きが弱まってくる。生活能力が完成し、体外に出る準備が始まる。

2）**母体の変化**　子宮が下がり、胃がすっきりしてくる。腰や下腹部が重くなり、足のつけ根がつっぱったりして、尿が近くなる。予定日2週間くらい前でもお腹のつっぱる感じが強くなると、出産の近づいたしるしである。

- **注意事項**：リラックスして出産の日を待ち、妊婦検診は週1回受けるとよい。多めの出血（おしるし）、破水、下腹の強い痛みなどがあれば、すぐに医師に連絡する。

胎児付属物　胎児が子宮内で順調に発育していくためには、卵膜、胎盤、臍帯、羊水などの組織が正常に機能することが必要である。これらは胎児付属物とよばれる（図21）。

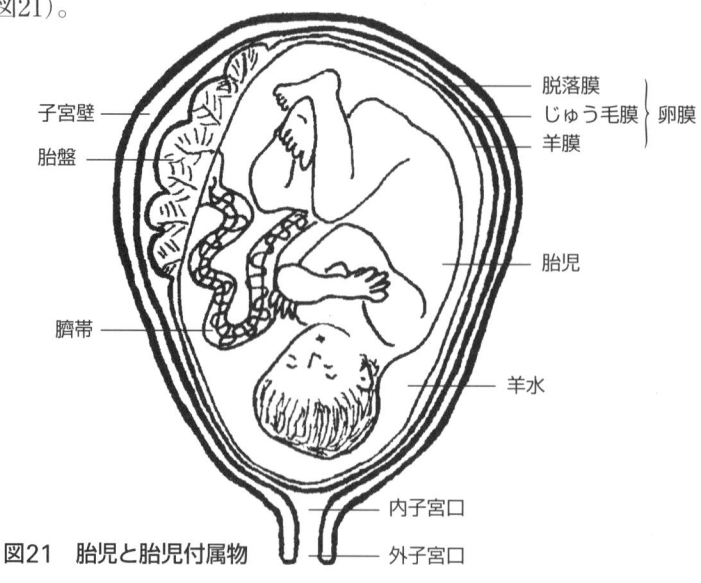

図21　胎児と胎児付属物

3．妊産婦のための食生活

赤ちゃんとおかあさんのために妊娠中、授乳中の食生活には気を使おう。糖尿病や肥満のおかあさんは、医師や病院栄養士の指導を受けよう。

① 「主食」を中心に、エネルギーをしっかりと
② 不足しがちなビタミン・ミネラルを、「副菜」でたっぷりと
③ からだづくりの基礎となる「主菜」は適量を
④ 牛乳、乳製品などの多様な食品を組み合わせて、カルシウムを十分に
⑤ 妊娠中の体重増加は、お母さんと赤ちゃんにとって望ましい量に
⑥ 母乳育児も、バランスのよい食生活のなかで
⑦ たばことお酒の害から赤ちゃんを守りましょう
⑧ 妊娠前から、健康なからだづくりを
⑨ おかあさんと赤ちゃんの健やかな毎日は、からだと心にゆとりのある生活から生まれる

妊産婦のための食生活指針より（厚生労働省）

18歳から49歳の非妊娠、非授乳の女性の場合、摂取すべき基本エネルギー量は1日当たり1800～2200 kcal位であると考えられている。妊産婦の1日に必要な摂取エネルギー量は、基本エネルギー量に付加すべきエネルギー量があり、それは次のようになっている。

	付加量
妊娠前期（16週未満）	＋50 kcal
妊娠中期（16～28週未満）	＋250 kcal
妊娠後期（28週以上）	＋500 kcal
授乳期	＋450 kcal

妊産婦のための食生活指針より（厚生労働省）

第4章 分娩

1. 分娩（お産）

　分娩とは、胎児とその付属物である臍帯、胎盤の娩出に伴うすべての過程と行為をいう。正常分娩とは正期（妊娠37〜41週）に自然に陣痛が起こり、成熟胎児が経腟的に頭位で娩出し（赤ちゃんの頭が出て体が出てくる）、母児ともに障害や合併症がない分娩をいう。

　正期産とは、妊娠37週以降42週未満の分娩のことをいう。出産予定日とは妊娠40週目、すなわち、最終月経初日から数えて40週目（280日目）である。過期産とは妊娠42週以降の分娩である（図22）。

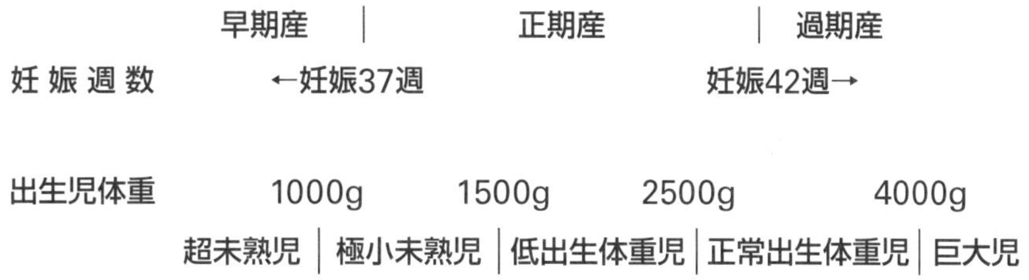

	早期産	正期産	過期産
妊 娠 週 数	←妊娠37週		妊娠42週→
出生児体重	1000g　　1500g　　2500g　　　　　　4000g
	超未熟児 | 極小未熟児 | 低出生体重児 | 正常出生体重児 | 巨大児

図22　妊娠週数と出生児体重

2. 分娩の3大要素

　分娩には、分娩が進むための大きな3つの要素（3大要素）と分娩に必要な時間（分娩の経過）がある。分娩の3大要素とは、娩出物（胎児とその付属物）、娩出力（子宮収縮、陣痛、腹圧）、産道（骨産道、軟産道）の三者をいい、それぞれの状態およびそれらの相互関係が分娩の難易を決定し、三者の調和が重要となる。

1）**陣痛** 赤ちゃんが産道を通ってくるためには、赤ちゃんを出そうとする力、すなわち陣痛（これが痛みを伴う）がなければならない。最初は10分ごと、すなわち1時間におよそ6回位痛みが来て、その痛みの持続が約30秒位続き、分娩が進むにつれて痛みと痛みの間隔が短くなり8分〜5分おきくらいに、そして赤ちゃんが産まれるとき、分娩台では3〜2分おきに、その痛みの持続は60秒位続くようになる（図23, 24）。

2）**産道** 陣痛が始まっても赤ちゃんが通ってくる産道が開かなければ、赤ちゃんは出てこない。産道は、柔らかい軟産道（子宮、膣など）と骨からできている骨産道からなる。軟産道の一部の子宮の出口は、最初は1〜2cm、次第に4〜5cm、8〜9cmそして赤ちゃんが産まれ出るときは全開大し10cmになる。骨産道は母体の骨盤のことで、いくつかの骨から成り立っており、単な

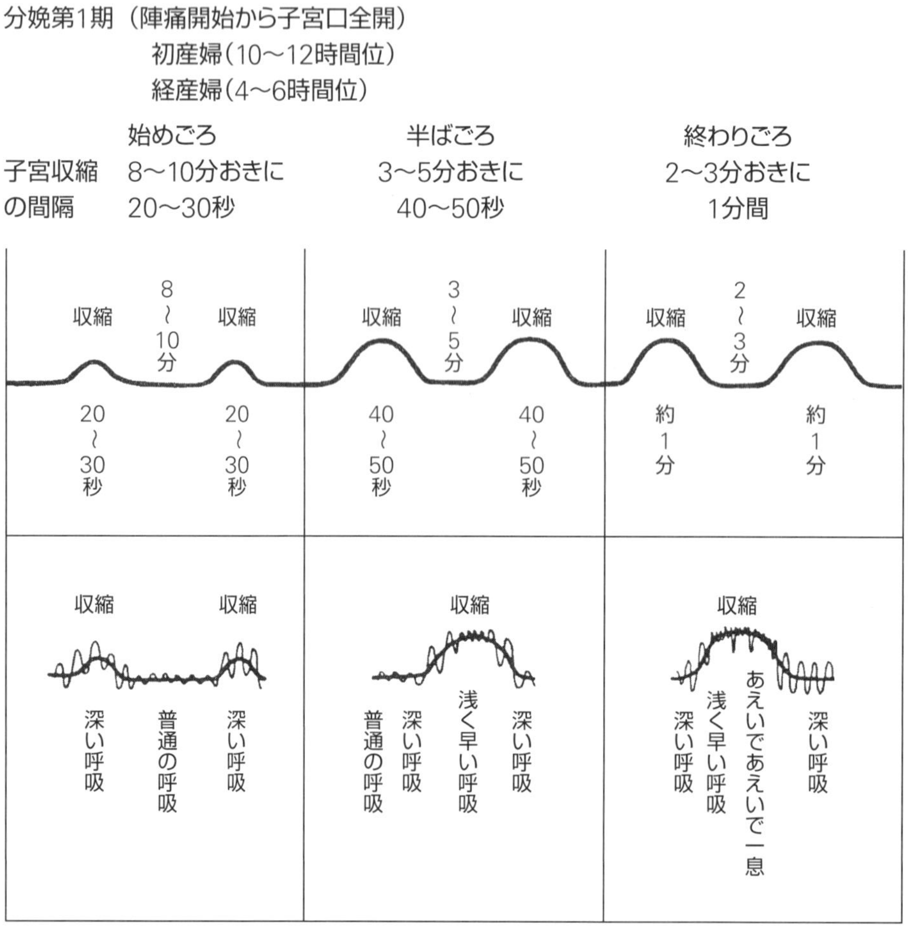

分娩第1期（陣痛開始から子宮口全開）
　　　　　初産婦（10〜12時間位）
　　　　　経産婦（4〜6時間位）

	始めごろ	半ばごろ	終わりごろ
子宮収縮の間隔	8〜10分おきに 20〜30秒	3〜5分おきに 40〜50秒	2〜3分おきに 1分間

図23　分娩第1期

る円筒形ではなく入口、中間、出口とわかれている。分娩のときには骨産道も広がるが、赤ちゃんとの適合が悪ければ、具体的には骨盤が小さい、骨盤はよいが赤ちゃんが大きすぎるなどの場合は、医師の判断で帝王切開になることがある。

3）胎児（赤ちゃん） 良い陣痛と、産道の柔らかさと開大によって、赤ちゃんは母体の骨盤を下がってくる。このときとても重要なのが、赤ちゃんがスムーズにするすると、骨盤をまわりながらうまく下がってこられるかということである（図29）。それには、赤ちゃんがうまく自分のあごを自分の胸に引き寄せ体を小さく縮めて産道の形にしたがって背中を回転させ、かつ自分の頭を産道の形にあわせて細長く（児頭応形機能）することが大事となる。

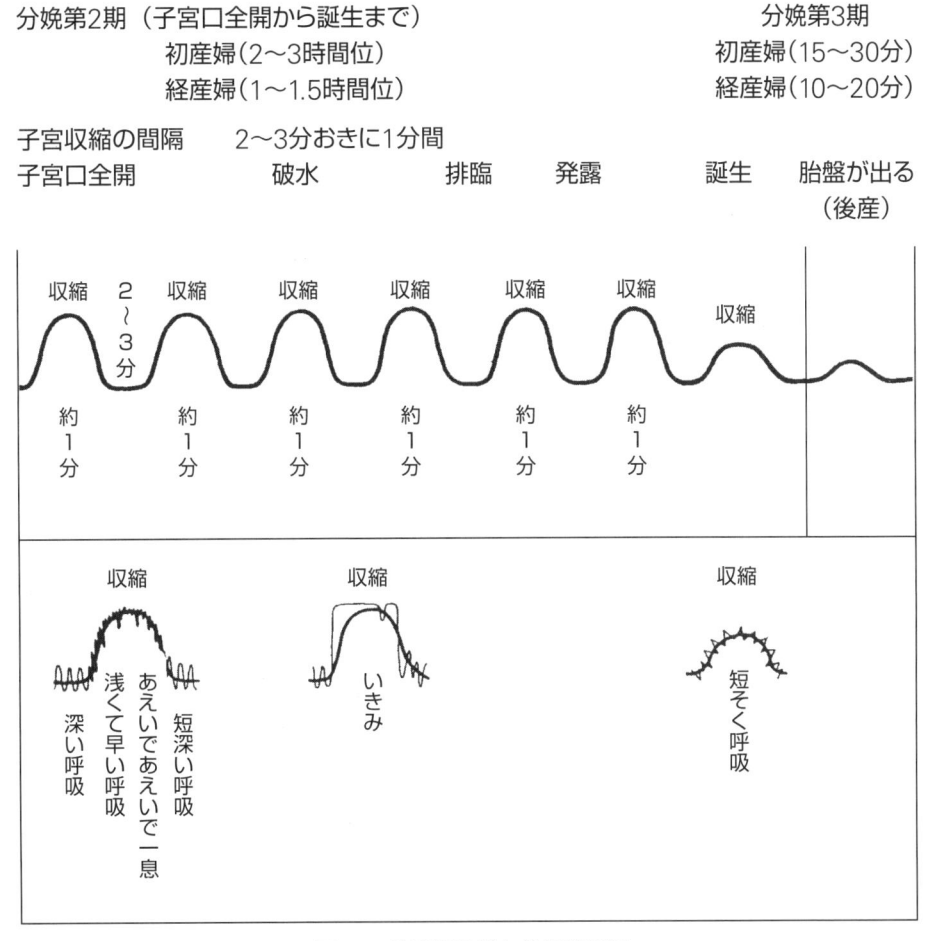

図24　分娩第2期と分娩第3期

3．分娩の各期

1期（開口期）：陣痛開始から子宮口が全開大する（五指＝約10 cm 開く）までをいう。分娩が始まる場合、陣痛は初め不規則で弱く20〜30分に1回起こる程度が、次第に間隔が短くなり、強くなってくる。陣痛が10分ごとに起こるか、1時間に6回になった時点をもって陣痛開始とみなされる。1期の前半は子宮口の開大がゆっくりで、この時間は個人差がある。このときに破水が起きることがあり早期破水という。たいていの場合、赤ちゃんはまだ出てこない。

1期の後半はあまり個人差なく子宮口開大へとすみやかに進行する。子宮口が全開大に達すると、卵膜が破れて羊水が流出する（適時破水）。この破水は胎児を出やすく（すべりやすく）し、産道を洗い細菌などを除去する。全開の頃、分娩室へ移る。

2期（娩出期）：子宮口の全開大から赤ちゃん誕生までをいう。陣痛発作の時間は長く、間欠は短くなり、腹圧も加わり、胎児の下降を促進する。分娩が進むと赤ちゃんの先端部（一般には頭、逆子ではおしりまたは足）が下降し、陣痛発作のとき膣口から見えるようになる。しかし、間欠時には後退して、陰列も閉じる（赤ちゃんは見えなくなる）。この状態を排臨といい、さらに進むと、間欠時にも現れたままの状態になり、これを発露という。陣痛も腹圧もいっそう強まり、ついに赤ちゃんの頭が、ついで体が出される。誕生後すぐに新生児は大声で泣く。

3期（後産期）：赤ちゃん誕生から胎盤などが出るまでをいう。いったん休止した陣痛が再び現れ、胎盤などが出てくる。この時期に100〜400 ml の出血があり、後産期出血（第3期出血）という。子宮は著名に縮小し、子宮底は臍下2〜3 cm まで下がる。分娩後、約2時間は出血状態を見守られ、その後病室へ移る。

最近ではLDR室といって、陣痛、分娩、回復期まで1つの部屋ですごせる所もある。LDRとは陣痛（Labor）、分娩（Delivery）、回復（Recovery）の略語である。病院の従来の出産システムでは、妊婦さんは陣痛室→分娩室→病室へと移動した。LDR室では陣痛で痛みが絶頂のとき、分娩後の回復期のとき、妊婦さんは移動することなく同じベッドですごせる。LDR室には分娩監視装置や、医療機器も設備されている。

分娩時出血

分娩時出血とは分娩中および分娩後2時間までの出血をいい、正常では500 ml 未満である。出血多量の場合は、医師の判断で輸血をする。

分娩の経過

この分娩の各期はすべて短時間で進むわけでなく、分娩の経過時間は初産婦さん（初めてお産をする人）では12～15時間ぐらい（30時間以内は正常）、経産婦さん（すでにお産の経験がある人）は6～8時間ぐらいとされている。

会陰切開

膣口は普通かたく閉じているが、お産が始まるとホルモンの働きで、赤ちゃんが出られるように会陰（図4参照）は柔らかく、伸びるようになる。お産が進んで、陣痛の発作時に赤ちゃんの頭（または臀部）が膣口から見え隠れするようになってくる（排臨）。さらにお産が進むと陣痛がおさまっても、赤ちゃんの頭（または臀部）が見えている状態になる（発露）。このとき、膣口は赤ちゃんの頭で押し広げられ、会陰は薄くなり膜のように引き延ばされる。このまま会陰がうまく伸び、赤ちゃんが通れるだけ広がる場合は切開を行う必要はないが、赤ちゃんが通り抜けるだけ十分に柔らかく伸びないと切れてしまい、会陰裂傷、膣壁裂傷や頚管裂傷などを起こすことになる。さらにこの時期になると、赤ちゃんに酸素供給が十分に行えず、苦しくなっており、できるだけ早く赤ちゃんを出してあげることが必要となる。裂傷予防と赤ちゃんのすみやかな娩出のために、初産婦さん（初めてお産をする人）のほとんどに会陰切開が行われる。切開は赤ちゃんを傷つけないために、先が丸くなった医療用はさみで行われ、伸びきった会陰を3cm程度切開する。

胎盤が出てしまい、分娩による異常がないか診察が行われた後、縫合（傷口をぬう）される。縫合は抜糸の必要のない溶ける糸でされる場合と、抜糸が必要な糸で縫合する場合があり、抜糸は退院の前日におこなわれる。分娩後、しばらくは痛みを感じるが、痛みが強いときには我慢せずに医師に伝えるとよい。傷は約3週間で治癒する。

分娩の始まる兆候（お産の兆候）

① **陣痛が始まる**：子宮の収縮が10分間隔で繰り返し（陣痛開始）起こってくる。初めのうちは20～30分おきにきて、収縮時間も10秒ぐらいであるが、間隔が短くなっていき、お腹の痛みが強く長くなってくる。
② **血性のおりもの（おしるし）**：陣痛の開始と前後して粘液に血のまじった少量のおりものがみられる。子宮口が開き始めた証拠である。
③ **破水**：赤ちゃんを包んでいた膜（卵膜）が破れて、羊水が流れ出す。（サァーと流れ出る感じ→パットをあてて静かに入院する）

入院前の注意と準備

① 前陣痛などがあって夜十分に休めなかったら、昼寝をして睡眠不足を補う（ウトウトでもよい）。汗やおりものが増えてくるので、なるべく毎日シャワーや入浴をして、清潔に保つ。

② 外出時は母子健康手帳、診察券、健康保険証を必ず持っていく。破水がおきたときのために生理用のパットも持っているとよい。
③ 入院用品はいつお産が始まってもよいように、スーツケースなどに入れて、家族にもわかるようにしておく。病院から指示された物だけを持参する。帰り（退院時）には赤ちゃんが増えるので、荷物は必要なものにとどめると後が楽である。
④ 出産費用の支払い方法も確かめておくとよい。病院によっては保証金として一部を前払いしなければならないところもある。
⑤ 入院時の交通手段を確認しておく。もよりのタクシーの電話番号（深夜でも来てもらえるかどうかもチェック）、病院、夫の勤務先、手伝いを頼む人の電話番号などは、一覧表にしてすぐわかるようにしておくとよい。

入院の時期
　破水があったらすぐに入院する。初産婦は陣痛が10分間隔になったとき、病院に連絡し指示を受ける。経産婦は予想外に早くお産が進むことがあるので気をつける。

4．お産の進み方と呼吸法

　お産の流れがわかっていれば本番もこわくない。助産婦さんのリードにしたがってのりきる人が多い。
1）分娩第1期　始めは収縮がきたらゆっくりと深呼吸、痛みが去ればリラックスする。半ばごろは波の高まりとともに浅くてはやい短促呼吸をする（ヒッヒッヒッフーまたはヒッヒッヒッフー）。終わり頃はいきみがくるが、ヒッヒッフーウン、でいきみをのがす。子宮口全開大（約10cm）になるまではいきまない。全開のころ、分娩室へ移る。
2）分娩第2期　いきむようにといわれたら、深呼吸をしてできるだけ長く、陣痛の波にしたがっていきむ。陣痛の合間はゆっくりと呼吸をして、リラックスする。赤ちゃんの頭が出る発露のときはいきまない。体じゅうの力を抜いて胸に手をおき、あごを胸からはなし浅く短い息（ハッハッハッ）をする。妊娠中から練習しておくとよいが、いきみやマッサージは本気でやらない。練習していなくてもいわれるとおりにしていれば、大丈夫である。パニックを起こすと長引いてつらくなる。うまく乗り切るのがよい。

呼吸の仕方と補助動作

マッサージ法：子宮の収縮を強く感じるときに行うと楽になる。

水平マッサージ：おなかに両手をおき、息を吸いながら中心から外へ、息を吐きながら外から内へマッサージする。

息を吸いながら　　　　　　　　息を吐きながら

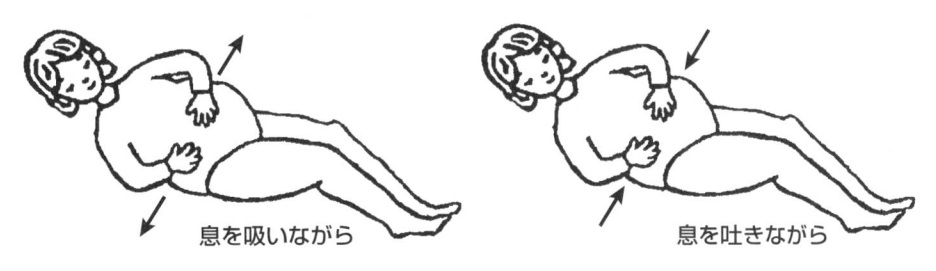

図25　水平マッサージ

輪状マッサージ：両手を下腹部におき、息を吸いながらおへそに向かって輪を描くようにマッサージする。息を吐きながらもとに戻す。

息を吸いながら　　　　　　　　息を吐きながら

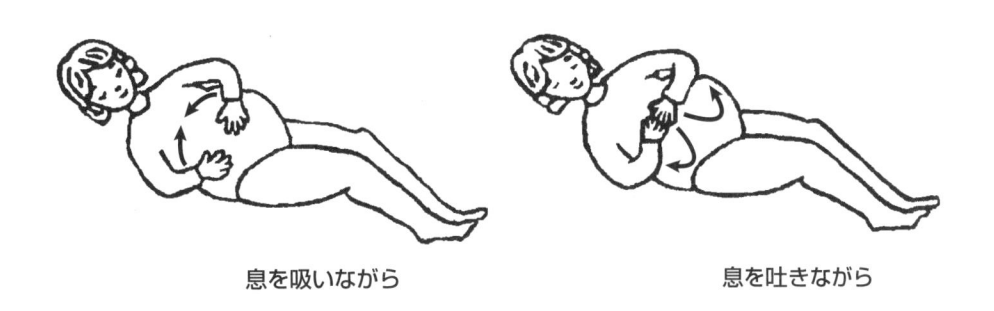

図26　輪状マッサージ

圧迫法：腰や足の付け根が痛くなったときに行うと楽になる。
足のつけ根圧迫法：足がつったり、太ももがだるいときに行う。
① 足の付け根や腰の痛いところに親指をあてて、息を吐くときに親指で強く押す。
② 息を吸い込むとき、親指をゆるめる。

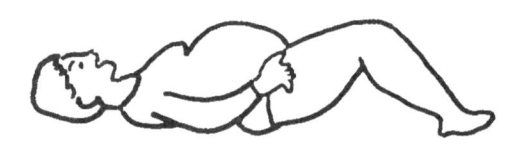

図27　足のつけ根圧迫法

腰の圧迫法：腰の当たりがだるかったり、つらかったりしたときに行う。
① 腰の下に親指を中にした握りこぶしをあて、息を吐くときに強く押す。
② 息を吸うときに握りこぶしをゆるめる。
※腰骨の内側を圧迫するのも効果的である。

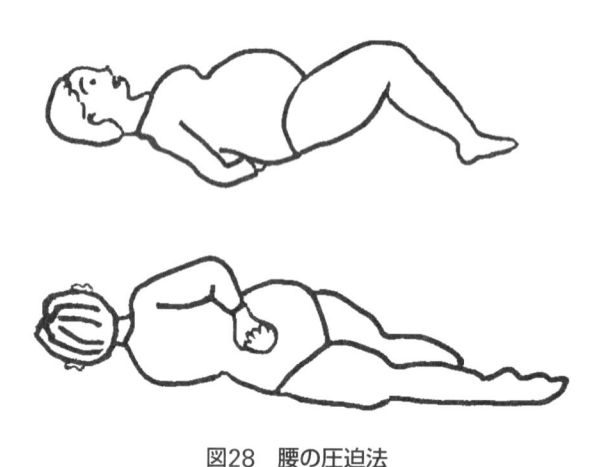

図28　腰の圧迫法

5．分娩機転

赤ちゃんは自分で回って頭を下げて出てくる。生命の神秘！

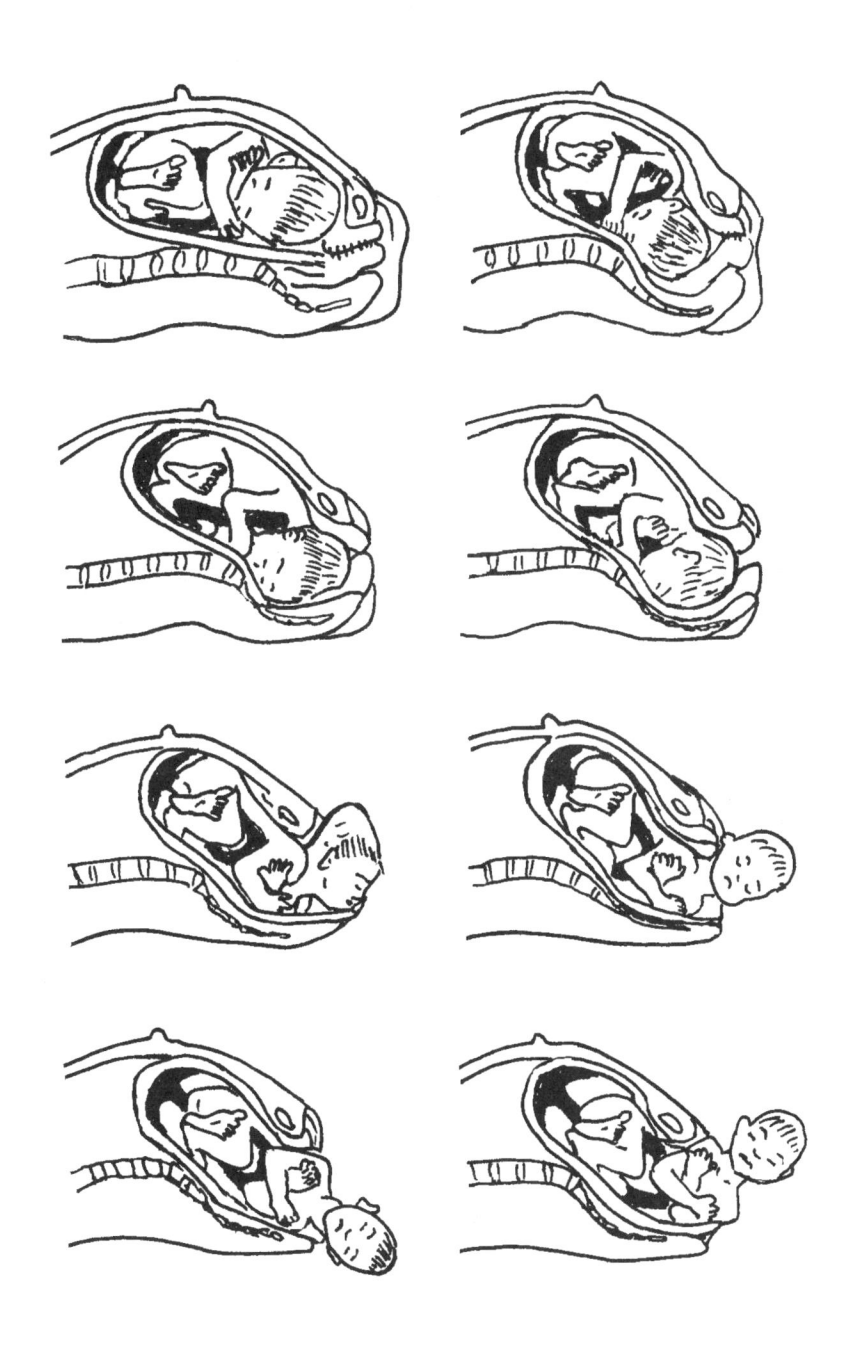

図29　分娩機転　（母子看護　メヂカルフレンド社（2007）一部改変）

6．周産期医療

　周産期とは、出産をはさむ妊娠満22週から生後満7日未満までの期間をいう。切迫早産、妊娠高血圧症候群（妊娠中毒症）、産科的塞栓症（肺塞栓）などの場合、搬送に3～4時間かかると、母子のその後の経過に影響がある可能性がある。妊産婦死亡とは妊娠または分娩後42日以内に、妊娠に関連して死亡したものをいう。わが国の妊産婦死亡率（出産10万対）は、第2次世界大戦後の1950年（昭和25年）は161.2であったが、2012年（平成24年）は4.0（実数42）である。諸外国では3.0前後の国もみられ、今後はさらに低下するよう努力が望まれる。

　昔はわが国にも、お産後の感染による産褥熱による産婦死亡、へそのおを切るときに感染したことによる新生児死亡が多くあった。近年は衛生状態がよくなりその症例は激減している。発展途上国では今日においても、出産時での感染が産婦および、新生児死亡の大きな原因となっている。助産する人の手洗い、臍帯を切断する器具の消毒が励行されている。

7．産褥期

　産褥期とは分娩後、子宮が収縮し、分娩の際生じた産道の創傷が治り、悪露（おろ：産後、子宮および腟から出る分泌物）も次第に減り、妊娠前の状態に回復する時期をいい6～8週間である。褥婦とは産褥期の女性をいう。子宮復古とは子宮がほぼ妊娠前の大きさに戻ることで、授乳により子宮収縮が促進されるので、授乳女性では子宮復古が早い（図30）。

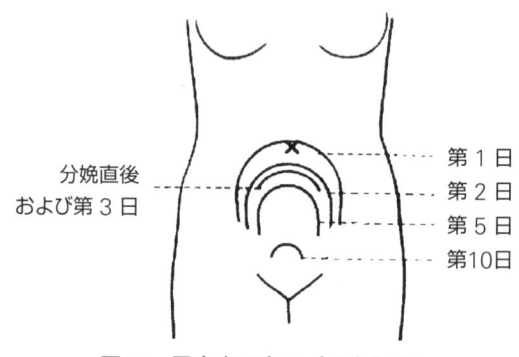

図30　子宮底の高さ（子宮復古）

8．出生届

　出生届は赤ちゃんの名前を決めて、出生以後14日以内に出生地または本籍地の市町村へ届出る。

第5章 小児

1．小児期

1）新生児期：出生後4週間まで

　胎内から外界への適応の時期であり、生理的な異常が発生しやすい。母子関係としては、授乳などを通じ感覚的で心理的な基礎が形成される。

2）乳児期：生後1年まで

　身体的・心理的・精神的な発育が著しい。首がすわり、ハイハイし、歩行の準備段階に進む。離乳も完成していく。笑いや泣きの感情表現もできるようになる。心身の発達と人格形成の基礎となる時期である。

3）幼児期：満1～6歳まで

　歩行が可能になり、走る、跳ぶなどの運動機能が発達する。指先の細かい運動が可能になってくる。言語能力も増し、自我が発達する。自己中心的ながらも、人との交流の中で基本的な生活習慣を身につける時期である。

4）学童期：満6～12歳まで

　身体的な発達、運動機能の発達・充実が見られる。小学校の時期で、知的な発達が促進される。生活の基本的習慣はほぼ確立し、生活空間が広がる。友人関係が発展し、社会的には道徳観や倫理観が形成される時期である。

5）青年期：満12～18歳頃まで

　小児から成人への移行期である。身体の発達に比べ、精神的・社会的な機能は十分ではないので、精神的に不安定な時期である。自我に目覚め、他者や社会に反抗的になることがある。二次性徴がみられ、思春期である。

2．新生児の特徴

① 生まれてすぐ元気よく泣く。

② 出産直後は紫色で、深呼吸をしてばら色（淡紅色）になる。
③ 唇にさわったものを吸おうとする。
④ 手足をよく動かす。
⑤ 標準体重は約3kgで、男子は多め、女子は少なめ。生後3～7日頃まで体重が減りまた戻る（生理的体重減少）。標準伸長は約50cm.
⑥ 生後2，3日で新生児黄疸が出て5，6日目がもっとも強い。10日～2週間で戻る。
⑦ 体温調節は未熟である。
⑧ 感染にとても弱い。
⑨ 浅い不規則な腹式呼吸をする。産声のときは胸式呼吸である。
⑩ 脈拍は120～140/分である。（成人：60～90/分）
・新生児の保育は清潔（感染予防）、栄養、安静、保温、異常の早期発見（1カ月児健診）に気を配る。

3．赤ちゃんの特徴

自然な体型（手足を強くひっぱると、脱臼が起きるのでよくない。）

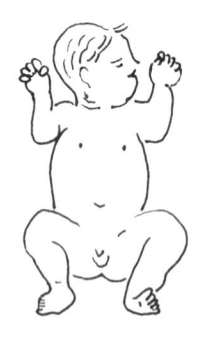

手はW字型
おなかは太鼓腹
足はM字型

図31　赤ちゃんの自然な体型

体重　満3カ月で出生時の約2倍、満1歳で出生時の約3倍になる。毎日の体重の増え方をグラフにかくとよい。
　　　満3カ月頃まで：約30g，3～4カ月頃：約20～25g，4～6カ月頃：約10～20g，6～7カ月頃：約10～15g，8～12カ月頃：約7～10gずつ体重の増加が毎日みられる。赤ちゃん用体重計のレンタルもある。日ごとの体重変化に神経質になるのはよくない。

身長　最初の1カ月で約5cm伸びる。満1歳で出生時の約1.5倍、満4歳で出生時の約2倍になる。

目　　出生直後より明暗がわかり、数日たつと注視（固視）するようになる。2～3カ月頃には色がわかり、4カ月頃には動くものがわかる。

耳　　生後１週間で音がわかる。大きな音で反射的に両手を広げつっぱる（モロー反射）。４～５カ月頃より音の方向がわかり、母親の声は生まれてまもなくから聞き分けられる。

鼻　　つまりやすいので、お湯のガーゼでふいてあげる。鼻くそはオリーブオイルをつけた小さな綿棒で、柔らかくしてからとるとよい。

歯　　生後６～７カ月頃より下前歯が生えてくる。歯がため（薬局等で販売）をしゃぶる。２～2.5歳位で、上下20本の乳歯がほぼそろう。５～７歳位より永久歯が生え始める。

味覚　新生児でもよくわかる。甘い味が好きである。

頭骸骨　産まれたばかりの赤ちゃんの脳は５つの頭骸骨で囲まれているが、頭骸骨と頭骸骨の間が、まだ完全にはくっついておらず、頭の前頭部には大泉門とよばれる菱形のくぼみが、後頭部には小泉門があり骨でおおわれていない（図32）。強くゆさぶられるのはよくない。大泉門は生後1.5～２年位で、小泉門は生後半年～１年位で閉じる。

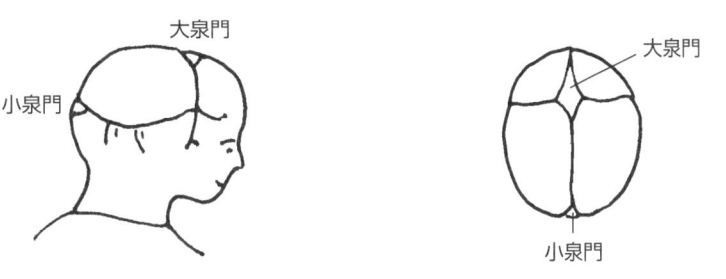

図32　大泉門、小泉門

免疫力　新生児は母体より免疫力をもらっているが、生後３～６カ月位から伝染病にかかりやすくなる。

・生後１歳までを体外胎児期といって、いろいろな発達がみられる時期で、後々の発育にも影響する時期なので大事に育てる。

新生児特定集中治療室 NICU (Neonatal Intensive Care Unit)

　新生児特定集中治療室とは、低出生体重児や疾患のある新生児を集中的に管理、治療する部門である。新生児特定集中治療室のある病院では産科、小児科からは独立した新生児科を持っていることが多い。

　近年わが国では、低出生体重児の生存率が高くなっている。新生児の治療などには、まだまだ困難なことも多い。母子ともに妊娠中、出産前後は特に健康に配慮することが望まれる。

4．母乳分泌と授乳

　赤ちゃん誕生後ほどなく、おかあさんの体は乳汁分泌のためのホルモンが分泌される。脳下垂体前葉からプロラクチン（乳汁の生産を促進）、脳下垂体後葉からオキシトシン（射乳反射を促進）の分泌が活発になり、乳汁分泌が始まる。赤ちゃんが吸うとよりよくホルモンが分泌されるので、なるだけ早期に授乳を始めるのがよい（図33）。始めの数日間は母乳の出は少ないが、お産後1週間くらいたてば、出るようになってくる。乳房のマッサージも乳汁の分泌をよくする。

　お産後3～5日に分泌する母乳を初乳といい、黄色で少し粘性がある。初乳には酵素や免疫物質が含まれており、感染予防の効果がある。移行乳（6～10日）を経て、永久乳（成乳）となり成分が一定してくる。母乳は乳児にとって栄養成分も理想的で、消化しやすい。新生児では1～3時間ごとに授乳が必要である。生後1カ月頃には授乳時間が規則的になってくる。

1）母乳育児のメリットは？

① **栄養**：赤ちゃんの成長には、母乳は栄養的に完全な食物である。
② **病気を防ぐ**：母乳は消化吸収、排泄にすぐれ、免疫物質も含まれている。
③ **スキンシップ**：授乳行為は母と子の精神的安定と満足感をもたらす。

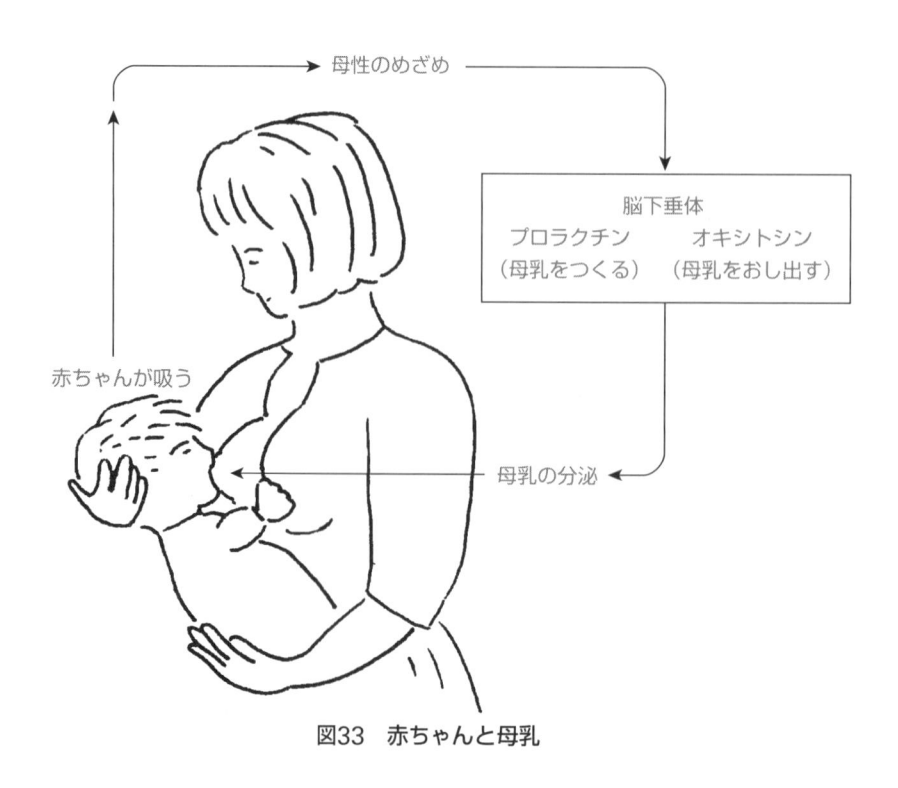

図33　赤ちゃんと母乳

赤ちゃんをしっかり抱いて語りかけ、おっぱいを飲ませるという行為が母と子の絆の形成に不可欠である。赤ちゃんはおっぱいを吸いながら、深く大切なものも吸い続けている。愛情に裏うちされた信頼感も吸い続けている。

心のこもったお世話、やさしさ、マザーリング（母性的愛撫）やスキンシップ（皮膚接触）は、神経や情緒の安定のみでなく、赤ちゃんの体重の伸びやホルモンの分泌にも影響し、病気に対する抵抗力を増すということが報告されている。

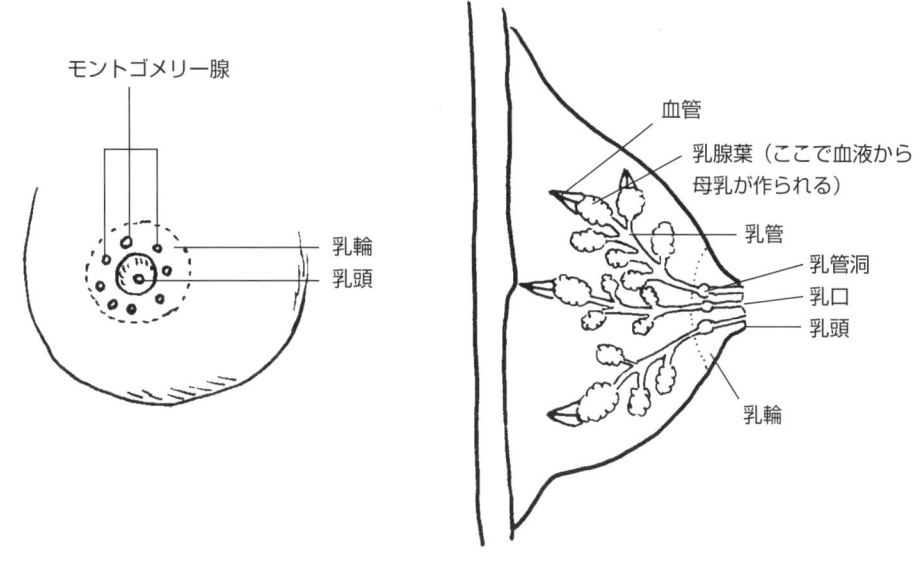

図34　乳房と母乳

2）授乳の仕方

① オムツを代えて気持ちよくさせる。
② 母親の手指をよく洗う。
③ 乳首と乳輪をふいて清潔にする。
④ 乳首を指ではさんで乳輪まで口にふくませるようにする（図35）。
⑤ 静かな環境で正しく腰掛け、落ち着いた雰囲気で授乳する。
⑥ 授乳後は赤ちゃんをたてに抱き、背中を軽くたたきゲップ（排気）させる（図36）。
⑦ 気管にお乳が入ると窒息死することがあるので、赤ちゃんの顔を横にむけて寝かす。

上手な吸わせ方：乳輪まで深く吸わせると、おかあさんも痛くなく乳首にも傷がつかない。おっぱいは、できるだけ深く、赤ちゃんにおしつけるようにしてあげるとよい。

悪い吸わせ方：乳首の先を吸わせると、赤ちゃんの口が乳頭をつかもうとして、くちびるに力が入ってしまい、乳首の先の方に傷がつくことがある。

図35　授乳　　　　　　図36　排気

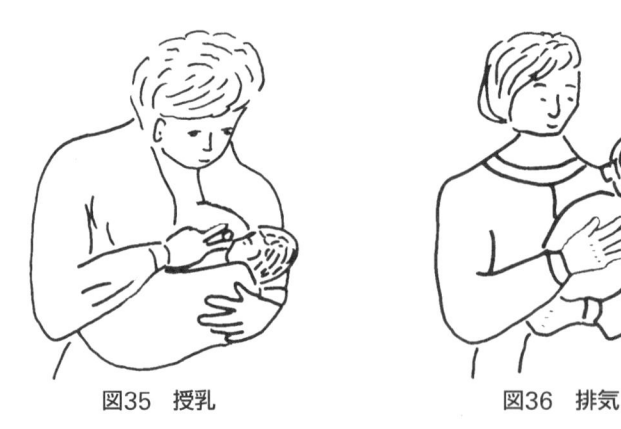

- 一人目はお乳が出にくいが、あせらず根気よく授乳を続けると、出るようになることが多い。赤ちゃんが吸うと、お乳が作られる。泣き声が聞こえてもお乳がはるようになる。母乳だけでは足りない場合は、ミルクを補う（混合栄養）。母乳が与えられない場合はミルクで育てる（人工栄養）。
- 授乳中の飲酒、喫煙は避ける。

3）母乳の問題点
① **ビタミンＫ欠乏性出血症**：皮膚、粘膜、消化管からの出血、頭蓋内出血。
② **母乳黄疸**：1～2カ月続くこともあるが心配ない。2～3日ミルクに替えてみる。
③ **成人Ｔ細胞性白血病**：母乳を介してレトロウイルスの感染により、数十年後に発病することもある。

5．排泄

　排泄は赤ちゃんの健康のバロメーターであり、尿の量や性状の変化、便の回数や性状の観察は大事である。おしりを乾燥させ清潔にしておくと、排尿後の不快感を泣いて訴えるようになる。排泄時には顔をしかめたり、いきむ様子がみられる。おむつは清潔で吸湿性がよく、肌ざわりのよい材質を選ぶのがよい。赤ちゃんは腹式呼吸をするので、腹部の圧迫をさけるため、おむつはおへその下で、指4本入る位にきつすぎないようにまとめる。男児は前を、女子は後ろを厚くしてあてる。汚れたらすぐに取り替えてあげる。おむつカバーは通気性のあるものを使用する。よく動く赤ちゃんはおもちゃを持たせたり、声をかけたりしながら、手際よく交換する。

　夜間や下痢などのときは、紙おむつにするのもよい。おむつ換えのときは「シーシーでたの。よかったネー。」とか「ウンウンでたの。気持ちよくなったネー。」とことばかけをするように心掛ける。

1）赤ちゃんの便
① **母乳栄養の便**：回数が多い。あまずっぱいにおいで、柔らかくべったりついている。
② **人工栄養の便**：回数がやや少なく、やや固めでころころしている。
③ **胎便（生まれて始めての便）**：コールタール状の暗緑色の無臭の便、3～4回出て、次第に黄色い便になっていく。
④ **緑便**：出た時黄色でしばらくおくと緑色に変わる。果汁を与えたときにも出ることがある。
⑤ **嫌な匂いがしない下痢便**：機嫌がよく食欲があり、熱や嘔吐がなければ心配しなくてよい。
⑥ **水様便**：水のような便。
⑦ **散乱便**：かたまりと水が混じっている。
⑧ **粘液便**：粘液が混じっている。
⑨ **泥状便**：べとべとしている。
⑩ **悪臭が強い下痢便**：赤黒い便が出、機嫌が悪い、熱がある、目がひっこんでいる等、全身症状のある場合は急いで病院へ行く。

- 赤ちゃんの便の状態は日々変わるが、機嫌がよく食欲があれば、神経質になる必要はない。いつも観察しておくことは大事である。
- 便秘には少し濃い目の砂糖湯を与えたり、綿棒で肛門をさすると便が出やすくなる。
- オムツの便はお湯で洗うとよくとれる！　お風呂の残り湯などで、水洗便所でふり洗いするとサッと流れるので、そののち洗濯する。

2）赤ちゃんの尿

　生まれて始めての尿は無色か淡黄色で、次第に薄くなる。おむつにレンガ色のものが付着しても心配ない。まだ腎臓の働きが不十分なので、排泄のために多めの水分が必要である。水分不足は食欲不振、発熱、嘔吐の原因になることもあるので水分を十分に与える。ミルクを薄めにするなどする。薬をミルクに混ぜると、ミルク嫌いになることがある。

6．沐浴

　大人より少しぬるめを目安にする。赤ちゃんは体が小さくすぐにあたたまるので、長時間お湯につからせる必要はなく、10分以内で入れてあげると負担が少ない。
　生後1カ月半頃までは、赤ちゃん専用のベビーバスなどでいれるのが原則で

ある。床よりシンクやテーブルの上で入れるほうが、入浴させる人の腰に負担がかからない。

1カ月をすぎたら、大人と一緒のお風呂でよいが、循環式のお風呂などは避け、お湯は毎日かえる。銭湯を利用する場合は、込み合う時間帯は避け、開店後早目の時間に行くのがよい。

用意する物：ベビーバス、洗面器、石鹸、沐浴布、バスタオル、綿棒、着替え

① 着替えを用意する。ベビー服に肌着を重ね、袖を通しておくのがポイント。これで一度に着せられる。さらにおむつを広げておき、いちばん上にはからだを拭くバスタオルを広げておく。

② ベビーバスにお湯をはり、湯温計で確認して夏は37～38℃、冬は38～40℃ぐらいに調整する。おとなにはちょっとぬるいと感じるくらいが適温である。室温は20℃以上にする。刺激の少ないベビー石鹸か沐浴剤を使う。

③ 赤ちゃんの服を脱がせる。脱がせたらすぐに沐浴布（ガーゼのハンカチなど）をからだ全体かおなかにかけてあげると、赤ちゃんが安心する。「お風呂はいろうネー。きれいにしようネー」とことばかけをする。

④ ママの左手は親指と人差し指（中指）で赤ちゃんの両耳を押さえながら、手のひらは首をささえ、右手はおしりのあたりに添え、しっかり抱っこして、足からゆっくりお湯に入れる。沐浴布はからだにかけたままでOK（図37）。浴用ネットがあると赤ちゃんのからだが安定するので、慣れないパパ・ママでも、余計な力を入れずに上手に沐浴できる。

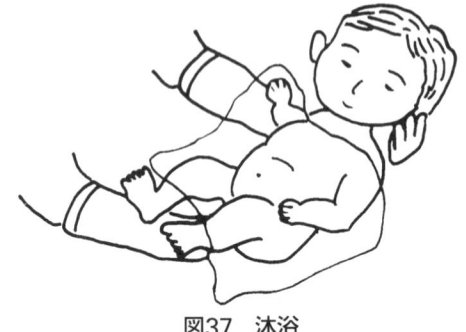

図37 沐浴

⑤ 顔、頭、からだの順に洗う。顔用洗面器のお湯で、ガーゼハンカチをぬらして、目からふいていく。目頭から目じりへ、額、鼻、鼻の下、口のまわり、あごの順にふく。ほおは円を描くようにしてふいていく（図38）。

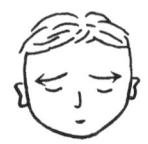

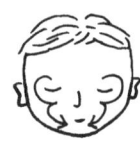

図38 顔をふく

⑥ 頭を洗う。ガーゼで頭をぬらし、右手に石けんをつけてよくあわ立て、頭全体を手のひらでなでるように洗う。洗い流すときはガーゼハンカチを使う。最後にガーゼハンカチをきつくしぼり、髪の水分を十分ふきとる（図39）。

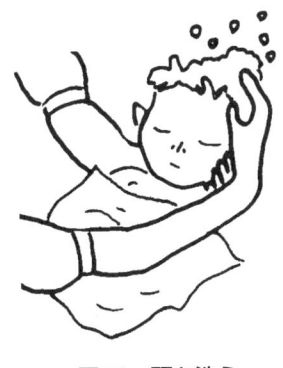

図39　頭を洗う

⑦ 首、胸、おなか、手を洗う。右手に石けんをつけて、首、胸、おなか、腕の順で軽くマッサージするように洗う。
　首はＶの字に洗い、首のしわ、わきの下、手のひら、指の間などていねいに洗う（図40）。赤ちゃんは手を口に持っていきやすいので、手のひらはすぐにお湯で洗い流す。うでは片手でつかむようにして、手先のほうから肩の方へ、親の手をくるくる回して洗う。足先から股の方へ、くるくると手をまわして洗う（図41）。

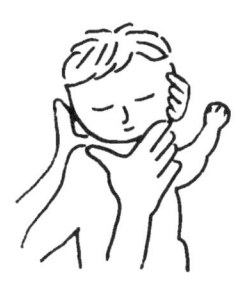

図40　首を洗う 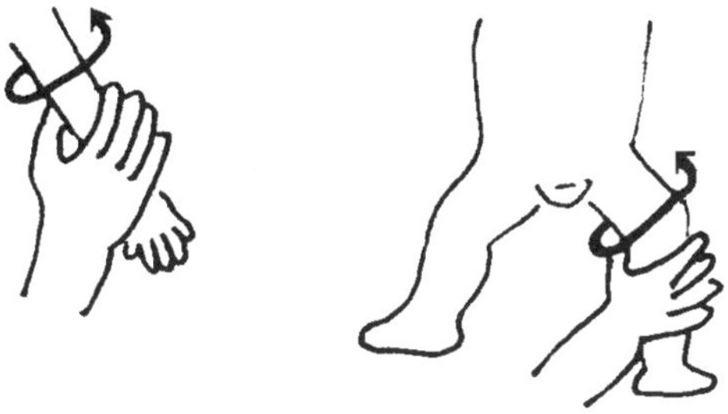　　　　図41　腕、足を洗う

⑧ ひっくり返して背中を洗う。上体をお湯から上げて、親の両手で赤ちゃんがうつぶせになるようにひっくり返す。親の右腕に赤ちゃんが両うでで鉄棒をするような格好になる（図42）。ここが最大の難関で、あせらずゆっくり行う。お湯の中なので軽くなる。うつぶせにできたら、なでるように背中を洗い、首のうしろやおしりなどをていねいに洗う。

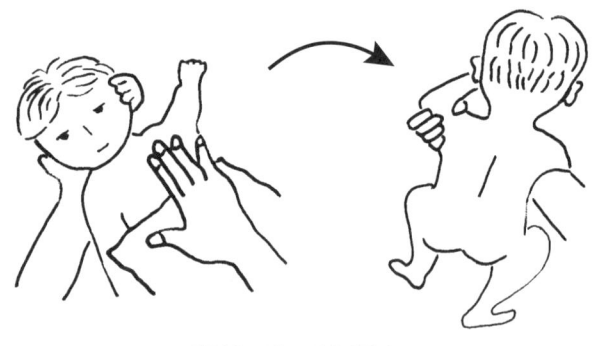

図42 ひっくり返す

⑨ 股を洗う。左手で赤ちゃんの両耳を押さえ、前向きにして、股を洗う。男の子は陰のうの裏側もていねいに洗い、女の子は陰唇の間もていねいに洗う（図43）。

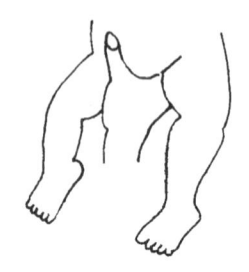

図43 股を洗う

⑩ もとの姿勢に戻し、からだを十分にあたため、洗面器のきれいなお湯でかけ湯をする。
⑪ お湯からあげて、体をバスタオルでおさえるようにしてふく。頭、股、わきの下もよくふく。おへその消毒をする（傷が治るまで）。「きれいになったネー、気持ちいいネー」などのことばかけをする。
⑫ おむつをあて、着物のそで口からお母さんの手を入れ赤ちゃんの手を通してあげる迎え袖をし、衣服を着せて、綿棒で鼻と耳と耳のうしろを拭き、髪をととのえる。
⑬ 赤ちゃんののどが、乾いているときがあるので、湯冷まし、あるいは授乳時間が近ければ、そのままおっぱいをあげるとよい。欲しがらなければ、無理にあげる必要はない。

・哺乳直後の沐浴はさけ、沐浴時間は10分程度にする。
・やけど防止のため、さし湯は一時赤ちゃんを出してバスタオルでくるんでおいて行う。
・赤ちゃんは自分でごみを出そうとする。耳など汚れている時だけ綿棒などで無理をせず手入れをしてあげる。

- 赤ちゃんは浴槽につかり気持ちよくなると、おしっこやウンチをすることがしばしばある。尿は普通無菌で汗と同じ成分である。ウンチは量も少なく浮いてくるので、手や小さな容器ですくいとればよい。沐浴布ごとはずすこともある。後でかけ湯をするので、お湯を入れ替えなくてもよい。
- 普通は調子が悪くなければ1日1回は（夏は2回でもよい）お風呂に入れてあげるのがよい。しかし赤ちゃんの機嫌や調子の悪いとき、とても寒い日、親が疲れているときなどは無理せずに、沐浴は翌日に延ばしてもよい。

7．離乳食

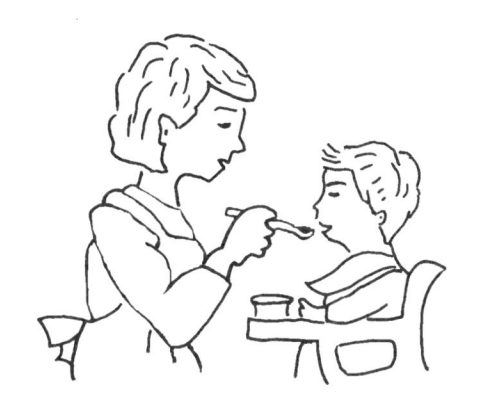

図44　離乳食を食べさせてあげよう

5～6カ月になると、母乳だけでは鉄分やカルシウム、タンパク質が不足するので、離乳食を始める（表1）。柔らかく衛生的なものを与え、塩分、添加物は極力控える。アレルギーの出やすい赤ちゃんは少し遅めの7～8カ月位に始める。

「いろいろな味や舌ざわりを楽しめるように食品の種類を増やす」（生後7～8カ月）、「食事のリズムを大切に、1日3回食べ」（生後9～11カ月）、「手づかみ食べから始め、自分で食べる楽しみを」（生後12～18カ月）など、子どもの月齢に見合ったようにしていくことが望ましい（表1）。

①離乳初期（ゴックン期——5～6カ月）は柔らかく煮てすりつぶす。
②離乳中期（モグモグ期——7～8カ月）は柔らかく煮て細かくきざむ。
③離乳後期（カミカミ期——9～11カ月）は柔らかく煮て荒くきざむ。

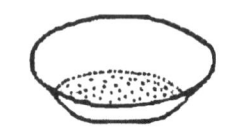

離乳初期	離乳中期	離乳後期
ドロドロペースト状 すりつぶす。 うらごしする。	軟らかく煮て 細かく刻む（つぶつぶ）。 絹こし豆腐位の硬さ	軟らかく煮て 荒く刻む。 南京を煮た位の硬さ

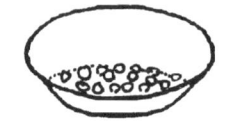

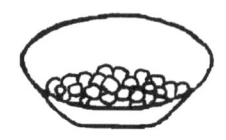

図45　離乳食の各期

表1　離乳食の進め方の目安

区　分	離乳初期	離乳中期	離乳後期	離乳完了期
月齢（カ月）	5〜6	7〜8	9〜11	12〜18
離乳食（回）	1→2	2	3	3
母乳・育児用ミルク（回）	4→3	3	2	＊
調理形態	ドロドロ状	舌でつぶせる	歯ぐきでつぶせる	歯ぐきで噛める
Ⅰ 穀類 一回当たり量(g)	つぶしがゆ 30→40	全がゆ 50→80	全がゆ（90→100） →軟飯80	軟飯90 →全飯80
Ⅱ 卵（個）	卵黄2/3以下	卵黄1→ 全卵1/2	全卵1/2	全卵1/2→ 全卵2/3
または豆腐(g)	25	40→50	50	50→55
または乳製品(g)	55	85→100	100	100→120
または魚(g)	5→10	13→15	15	15→18
または肉(g)		10→15	18	18→20
Ⅲ 野菜・果物(g)	15→20	25	30→40	40→50
調理用油脂類・砂糖(g)	各0→1	各2→2.5	各3	各4

＊牛乳やミルクを1日300〜400 ml

- 離乳初期には固ゆでにした卵黄を用いる。卵白はアレルギーが出やすい。
- 塩、砂糖などは多すぎないように、できるだけ薄味で調味する。
- 野菜はなるべく緑黄色野菜を多くする。
- そば、サバ、イカ、タコ、エビ、カニ、貝類などは、離乳初期・中期には控える。
- アレルギーを起こした場合は、医師と相談する。
- ハチミツは乳児ボツリヌス症予防のため、満1歳までは使わないようにする。
- 夏季には水分補給に配慮する。果汁やスープなどを適宜与える。

- 体調、食事内容などにより、小食、ムラ食いはよくあることで、口に入れた

ものを吐き出す、スプーンを手で払いのけるなどよくする。遊び食べは2歳をピークに3歳頃には減少する。散らかし食いは年齢と共に著しく減少する。食べ物をよくこぼすので、床にシートや新聞紙などを敷いておくと後始末が楽である。うまくいかないときは1段階前に戻す。子どもが喜ぶような楽しい形や盛り付けを工夫する。嫌がるときは無理強いしない。あせらないで、ゆっくりとすすめるのがよい。

- 「おいしいネー」とか「食べようネー」と語りかけて、まわりの人と一緒に食べるようにする。
- 離乳食を別につくるのもよいが、たとえばジャガイモなどをゆでておき、味をつける前に、一部分を取り分けてつぶすなどして離乳食をつくり、残りは大人用に調味する。
- おかゆはお米からつくるが、炊いたごはんからもつくることができる。ごはんからつくるときは、少し前にお湯または水につけておいてからつくる。小さめのお鍋や土鍋が重宝する。
- 魚類は骨があるので気をつける。親が口の中で確かめてあげるのもよい（先に口をゆすいでおく）。お刺身を煮るのもよい。白身魚から赤身魚へとかえていく。

8．排泄のしつけ

　排泄のしつけは、実は0歳児のおむつをかえてあげているときから始まっている。ことばをかけ、やさしくお世話をすることにより、ウンチやおしっこの後、気持ちよくなる感覚を赤ちゃんは覚えてくれる。

　排泄のしつけは個人差もあるが、2歳前後になり、排尿間隔が2～3時間あき、動作やことばで尿意や便意を伝えるようになる頃から始める。初めはみんなできないものである。何度も失敗を繰り返し、大きなゆり戻しがあり、うまくできるようになっていく。「シーシーある？」とか「ウンウンある？」とことばかけをして、トイレに一緒にいこう。お母さんがしているところをみせてあげたり、お父さんとおしっこばしをしたりしよう。トイレに、クマさんやキリンさんの絵を貼るなどの工夫をして、楽しい場所にするのも一案である。うまくできたらほめ、しからないで自信をつけさせる。この頃、小児科で何日も排便のない子どもさんが来院すると報告されている。きつくしかられるので、便意をもよおさなくなってしまった場合があるようで、あせるのは禁物である。

　お出かけの時はオムツ、パンツをバッグに入れていくとよい。とっさのときなど状況によっては、ガーゼハンカチや小さなタオルをあててあげるとかする。
　一卵性双生児による研究で、布おむつ、紙おむつどちらでも、おむつはずれ

の時期はほとんど変わらなかったとの報告がある。

　おもらし、おねしょ（夜尿）は中学生、高校生ぐらいまで、しばしばあった人もあり、小学生では決して珍しいことではない。かなり遅くまでおもらしがあった人でも、エリートとして立派に社会に貢献しておられる例も多い。気長にお世話することが親子関係にも、本人の後の発達のためにもよい。

9．ことばの発達

　泣きはメッセージでありことばでもある。子どもは、単に「話しことば」だけでなく、からだ全体を使って「ことば」を発信している。指差しや手を差し伸べるなどの動作も、赤ちゃんの「ことば」である。体で表現することばを大人がしっかり読み取り、対応することが大切である。子どもの行動を見ながら、その言葉を読み取るためにはよく観察し理解する・黙って見守る・心と体で聞くのがよい。片言や意味のわからないことばでもよく聞いてあげ、「そうね」と答えてあげると、のちの話しことばへとつながっていく。

　肉声で話しかけたり、歌を歌ったり、年齢にみあった絵本などを読んであげるのがよい。抑揚をつけて話す（マザリーズ）と、赤ちゃんはよく聞いてくれる。

10．達成年月齢
（デンバー発達判定法（DENNVER Ⅱ）による日本の場合）

75％達成年月齢：同年齢の子どもの75％が達成可能な発達課題
90％達成年月齢：同年齢の子どもの90％が達成可能な発達課題

1）粗大運動（全身運動）の達成年月齢（75％—90％）

　首がすわる（3.3月—3.9月）、寝返りをする（5.2月—6.1月）、1人ですわる（9.4月—10.6月）、1人で立つ2秒（12.2月—14.0月）、上手に歩く（15.4月—17.4月）、走る（18.1月—20.0月）、ボールをける（21.4月—2.0年）

2）微細運動（細かい運動）の達成年月齢（75％—90％）

　ガラガラを握る（3.5月—4.1月）、物に手をのばす（5.0月—5.7月）、親指を使ってつかむ（9.1月—10.6月）、コップに積み木を入れる（12.8月—14.4月）、自発的ななぐり書きをする（14.8月—16.6月）、積み木で塔を作る2個（17.5月—19.2月）

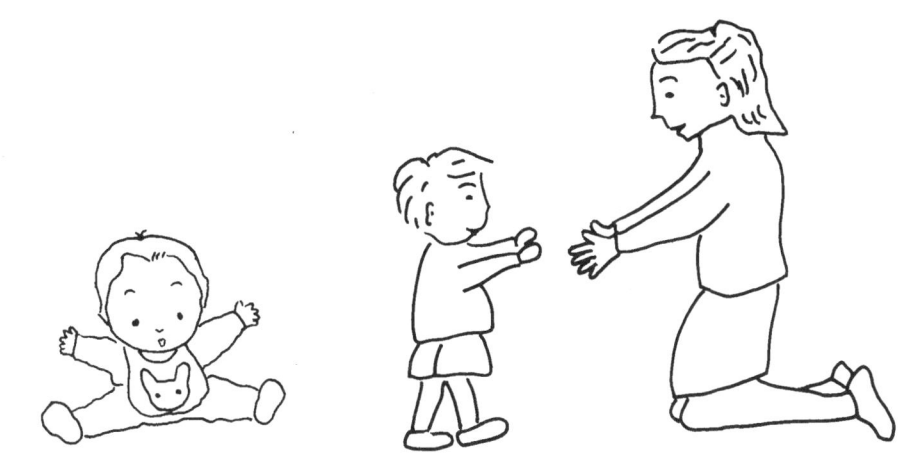

図46 なげすわり（6～7カ月頃より）　　　図47 タッチできた。歩けるよ。

- 食事、運動、歩行、ことばの発達、トイレトレーニングなどは、個人差を考慮する。できたら喜び、できなくても叱らないこと、あせらないこと。気長に見守り育てることが後の発達によい。

11. 赤ちゃんの病気

　生後6カ月頃をすぎると、母親からの免疫が弱まり感染症にかかりやすくなる。健康な状態と病気の状態の区別が、つきにくいことがある。病気の始まりには機嫌が悪くなることが多い。元気がなくなる。感染性の病気は、ご近所の流行も注意しておく。

1) 乳幼児がかかりやすい感染症
① **突発性湿疹（6カ月～1年半）**：高熱が3日間ほど続く。急に熱が下がり全身に赤く細かい発疹がでる。予後は良好である。
② **乳児嘔吐下痢症（冬の下痢）（7カ月～2歳）**：吐き気、嘔吐や激しい下痢が続く。十分な水分補給が必要である。
③ **麻疹（はしか）**：せき、鼻汁、発熱、発疹が見られる。5～6月頃流行しやすい。
④ **水痘（水疱瘡）**：発熱、水泡状発疹がみられ、かさぶたができ、かゆみがある。
⑤ **流行性耳下腺炎（おたふく風邪）（5～10歳）**：発熱と耳下腺がはれて痛みを伴う。幼児は髄膜炎になることがある。
⑥ **インフルエンザ**：突然の高熱、不機嫌、食欲不振、嘔吐、下痢、けいれんを起こすことがある。

⑦ 風疹（三日はしか）（小児期〜思春期）：微熱、発疹を伴う。軽症疾患。妊婦が罹患すると、胎児に影響することがある。
⑧ 百日咳（5歳以下に多い）：風邪のような症状で始まる。けいれん性のせきがでて、睡眠が妨げられる。次第にせきが減り治る。1歳以下の乳児、特に生後6カ月以下では注意を要し入院となることもある。
⑨ 手足口病：夏風邪の1種。手のひらと足底、口の中に小水疱ができる。
⑩ 伝染性紅斑（りんご病）：両側のほほが赤くなり、発熱、咽頭痛、皮膚のかゆみがある。一般には予後は良好。妊婦は流産、死産の危険性がある。
⑪ 川崎病（4歳以下に多い）：発疹を伴う熱性疾患で、回復後、何年間か心臓の定期的検診が必要となるが、約93％は順調な経過となる。

2）時々ある赤ちゃんの重い病気

腸重責症：急に青白い顔で泣きさけぶ（普通でない）。粘液や血液の混じった便を少量出す（男児に多い）。48時間以内に処置が必要であるが、簡単な手術で治る。

- 赤ちゃんの病気は、回復するのも早いが、悪くなるのも早い。普通じゃないと感じられ、熱、せきや下痢が長びくときは、すぐに病院へ連れて行く。夜間など救急車をよぶまでもないときは、電話やインターネットで夜間診療を行っている小児科を調べて行く。
- **小児救急電話相談　♯８０００番（全国同一）**
  休日、夜間の急な病気に困ったら♯８０００番をプッシュすることにより、小児科医師・看護師から子供の症状に応じた適切な対処の仕方や、受診する病院等のアドバイスを受けられる。

12. 食中毒の予防

　細菌性食中毒に対しては、新鮮な食材を使うようにし、食品の保存に注意する。昆虫、ネズミなどの侵入を防ぎ、冷蔵保存する。冷蔵庫を過信しないようにする。十分に加熱調理し、早いうちに食べるようにする。ミルクの飲み残しなどは捨てる。（もったいなくない。医院に行くよりは安い。）少しでも古いかな、変かなと思ったものは乳幼児には食べさせない。夏期（6〜9月）は特に要注意である。

13. アレルギー疾患とその予防

① 気管支喘息：ハウスダスト、花粉、動物の毛、ダニ、食物などで発作を起こす。5〜6月、9〜10月頃に発作が起きやすい。発作時は抱かれるか、す

わっていると呼吸は楽になる。水を飲ませ、腹式呼吸をさせると楽になる。普段から薄着や冷水摩擦できたえておくのもよい。

② **食物アレルギー（胃腸管アレルギー）**：乳児早期から発症する。嘔吐、下痢、腹痛を起こし、牛乳、卵、肉、魚、大豆、チョコレートなどが原因食品である。

③ **アレルギー性鼻炎（鼻アレルギー）**：鼻汁、鼻づまり、くしゃみなどの症状で、熱はでない。原因の主役はダニ。

④ **じんま疹**：突然、顔、胸やおなか、背中やふとももに、赤いぶつぶつが出てかゆく、数分から数時間後には消える。卵、牛乳、エビ、カニ、サバなどが原因になりやすく、虫刺され、薬、寒冷によってもなる。入浴するとかゆみが増す。

⑤ **アレルギー疾患の予防**：寝具類のダニ対策、じゅうたんの除去、カビ対策、化学物質はなるだけ避ける。できるだけペットは飼わない。

14. 赤ちゃんの事故

赤ちゃんの事故の8割は家庭内事故である。保育所では屋外の事故が多い。

① **転落**：大人に比べて頭が大きくバランスがとりにくいので転びやすい。いす、ソファー、ベッドから転落。ベランダは踏み台になる物があると乗り越える。階段の下り口と上がり口に防護柵をつけるとよい。風呂場の入り口やベランダの窓は開放しないで、柵をつける。10歳以下の子どもは12cm程度開いた窓からでも転落する。

② **やけど**：熱い湯をかぶったら、すぐに衣類の上から水をかけて冷やす。衣類は急いで引き脱がさない。皮膚がはがれないようにするため、衣類をハサミで切り開きそっとはがす。急いで病院へ。
ストーブにはガードをする。手の届くところにポットやコンロなど熱いものを置かない。子どもを抱いて親が熱いものを飲まない。テーブルクロスをひっぱるので要注意。

③ **溺死**：5歳以下の子どもは水深3cmでも溺れる。浴槽、洗濯機や洗面器に水をためない。幼児は一人でお風呂に入れない。

④ **誤飲**：幼児期にはなんでも口に入れる時期がある。コイン、ナッツ類は気管に入ると窒息する。タバコを飲み込むと胃洗浄しないと命に関わる。ボタン電池は体内に留まって腐食し、内臓に穴が開くこともある。薬、シャンプー等は手が届かない所に置く。

⑤ **怪我**：机やテーブルの角、家具、ドアーで怪我をする。

⑥ **切り傷**：ガラス片、ナイフや扇風機も要注意である。

⑦　よだれかけは、首まわりとウエストまわりの２カ所を止めるものがよい。ポシェットにも気をつける。乳母車や滑り台の金具などにひもがひっかかり、首つり状態になることがある。

⑧　ビニールの袋をかぶって遊び、窒息することがある。不用意に子どものまわりに置かないようにする。

• 母親は応急処置や救急救命法を習得しておくのが望ましい。
　幼児安全法、家庭看護法は日本赤十字、市町村、病院などで講習会がある。

15. 予防接種（日程は市町村の広報などに掲載される）

　予防接種は定期接種（受ける事が強く勧められるもの）と任意接種（個人の判断にゆだねられているもの）の２種類に分類され、最終的には親の判断で受ける。

① **定期接種（Ａ類疫病）**　Hib（インフルエンザ菌）、肺炎球菌（小児用）、DPT-IPV（４種混合：ジフテリア、百日咳、破傷風、不活化ポリオ）、DPT（３種混合：ジフテリア、百日咳、破傷風）、IPV（不活化ポリオ）、DT（２種混合：ジフテリア、破傷風）、BCG（結核）、麻疹、風疹、MR（２種混合：麻疹、風疹）、水痘、日本脳炎、HPV（ヒトパピローマウィルス）

　定期接種（Ｂ類疫病）　肺炎球菌（成人用）、インフルエンザ（65歳以上）

② **任意接種**　おたふくかぜ、ロタウィルス、Ａ型肝炎、Ｂ型肝炎

（定期／任意予防接種スケジュール2014年10月１日以降　国立感染症研究所のホームページより）

16. 妊産婦教室・乳幼児健康診査
（日程は市町村の広報などに掲載される）

妊産婦教室　妊娠中や産後の過ごし方、赤ちゃんの沐浴などを指導。
乳幼児健康診査　１カ月児健診、４カ月児健診、７～８カ月児健診、１歳６カ月児健診、３歳６カ月児健診があり、地域により月年齢が異なる。健康である子どもも受けるもので、何か異常が見つかれば早いうちに治療できる。
母子手帳を持参し、質問や相談したいことをメモして受けるとよい。

17. ファミリーサポートセンター・子育て支援

　ファミリーサポートセンターとは、市町村等で設立運営しているもので、育児の援助を受けたい人と援助を行いたい人が会員となって、育児を助け合うも

のである。サービス内容は「保育施設の保育開始時間前や終了時間後に子どもを預かる」、「保育施設までの送迎」、「子どもが軽度の病気の場合等、臨時的、突発的に子どもを預かる」などがあり、有料である。

　厚生労働省、都道府県、市区町村、住居近くの保険所のホームページや広報などをみるようにし、子育て支援コーナーなども利用するとよい。

育児は育自　育ちあう親と子。赤ちゃんは泣いて育つ。
子育て上手はほめ上手。あせらずゆっくり待ってあげよう。

子育ては体力勝負　疲れすぎたらダメだよ。Okaasan！
完璧な子育てなんてありえない。今あるように、その中でやっていこう。

2歳までが一つの山　2歳までの赤ちゃんの笑顔がとてもかわいいといわれる。それは大変お世話をかけるので、「ありがとう」の表現なのかもしれない。

山本五十六のことば　「やってみせ、言って聞かせて、させてみて、誉めてやらねば人は動かじ。」「人は神ではない。誤りをするというところに人間味がある。」

第6章
遺 伝

1．染色体異常症

　ヒトの染色体は普通46本（23対）で、そのうち常染色体が44本と性染色体が2本（♀XX, ♂XY）ある。卵子、精子がつくられるとき（減数分裂）に染色体に異常が起きることがある。

　母親が高齢（38歳以上）になると、染色体異常児の出生頻度が上がる傾向にある。産まれた赤ちゃんの体が弱かったりする。完全に治癒することはできないが、早期治療により症状が軽減されることもある。

① **正常**：常染色体44本＋XX（♀）または常染色体44本＋XY（♂）
② **ダウン症候群（21トリソミー）**：常染色体45本＋XX（♀）または常染色体45本＋XY（♂）
③ **クラインフェルター症候群**：常染色体44本＋XXY
④ **ターナー症候群**：常染色体44本＋X0（X1本のみ）

2．伴性遺伝

　伴性遺伝は性染色体上に遺伝因子があるので性の違いにより、遺伝形質が変わる場合がある。遺伝因子のある性染色体を受け継ぐと、以下のようになる（図48）。

男子——患者
女子——患者と保因者（本人は患者にならないが、遺伝子をもっているので、子孫に伝えてしまう。）

① **血友病**：血液の中には出血したときに、すぐに出血を止める（固める）成分が入っている。血友病は生まれつき血液を固める成分が少ないなどで、出血が止まりにくくなる。特に関節や筋肉の中、皮膚の内部での出血が起きや

すく、定期的に血液を凝固させる薬を補充する必要がある。血友病による死亡率は1993年から減少傾向にある。

② 色盲：赤緑色覚障害（色弱）・全色盲

網膜は最終的に光を感じ取って、その信号を脳に送るという非常に重要な働きをする器官である。網膜の中には、光の強さを感じ取る細胞と色を感じ取る細胞があり、色を感じ取る細胞に障害があると赤と緑のそれらの補色（赤と青緑、緑と赤紫）の区別がつかなくなるという障害がおき、これを赤緑色覚障害という。また、色を感じ取る細胞が全く機能しない状態であれば、明暗の区別しかできず、白黒テレビのような世界になり、これを全色盲という。どちらも遺伝的な原因によるものである。

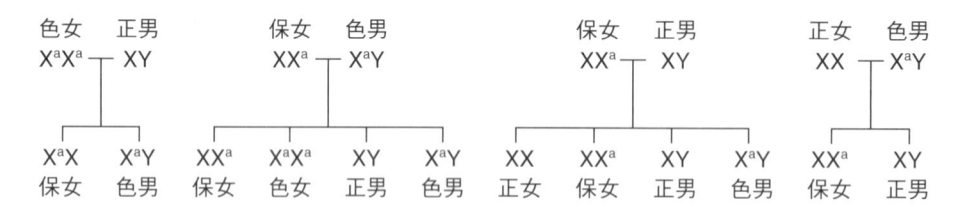

色女	正男	保女	色男	保女	正男	正女	色男
X^aX^a	XY	XX^a	X^aY	XX^a	XY	XX	X^aY

X^aX	X^aY	XX	X^aX^a	XY	X^aY	XX	XX^a	XY	X^aY	XX^a	XY
保女	色男	保女	色女	正男	色男	正女	保女	正男	色男	保女	正男

X^aは色覚障害遺伝子をもつX染色体、色は色覚障害、正は正常、保は保因者

図48　ヒトの色覚障害の遺伝

- 色覚障害の人で、スポーツの選手、校長先生、不動産業などの人がいる。分野によっては科学者もいる。ただし、医師やパイロットにはなれない。

3．ABO式血液型と遺伝

ABO式血液型は、メンデルの遺伝の法則にしたがって遺伝する。A、B、O、AB型の4つの血液型がある。遺伝子型は、A型にはAAとAOがあり、B型にはBBとBOとがあり、O型はOO、AB型はABとなる。

両親の一方がAB型であれば、例外はあるが、他方が何型であっても原則としてはO型の子どもは生まれない。なぜならその子どもはAB型の親からAかBのいずれかの遺伝子を受けているので、OOの遺伝子型にはなり得ないからである（表2）。

A型同士の両親からでも、遺伝子型がAAとAAなら、子どもはA型しか生まれないが、遺伝子型がAOとAOなら、子どもはA型かO型の子どもが生まれる。AAとAOの両親からは、遺伝子型AAかAOのA型の子どもが生まれることになる。これはB型の場合もまったく同じことがいえる（表2）。

O型とAB型の両親からは、AOかBOの子ども、つまりA型かB型しか生まれない。O型同士の両親の場合は、OOのO型の子が、AB型同士の両親か

らは AA の A 型と BB の B 型および AB の AB 型の子どもが生まれる（表2）。

表2　ヒトの血液型の遺伝

母親＼父親	A型	B型	AB型	O型
A型	AまたはO型	すべて	O型以外	AまたはO型
B型	すべて	BまたはO型	O型以外	BまたはO型
AB型	O型以外	O型以外	O型以外	AまたはB型
O型	AまたはO型	BまたはO型	AまたはB型	O型のみ

4．Rh式血液型

　母子間の Rh 型血液型不適合：母が Rh（－）、子が Rh（＋）の場合、第一子は無事に出産できても、そのお産で子どもの血液が母体に入り、母体内で抗体をつくってしまう。その後の妊娠で胎児が Rh（＋）の場合、血液型不適合がおきてくる（新生児溶血性黄疸）。重症の場合、新生児の交換輸血を行う。最近は毎回の分娩直後に、母体へ薬剤を投与することにより、新生児の交換輸血を必要とする症例は著しく減少している。わが国では Rh（－）の人が0.5％位で少ないが、欧米の Rh（－）の人の比率は約20％である。

第7章
学校保健

　学校保健には、児童、生徒などの精神的・身体的健康を保持する「保健管理」と、学校生活を健康にすごす能力や知識を発展させる教育活動「保健教育」がある。最近はこれに安全管理・指導も含まれるようになっている。

　学校には保険主事、養護教諭、学校保険技師、学校医、学校歯科医、学校薬剤師、学校栄養士がおかれる。

1．学校保健統計による身体発育と疾病

① **体格**：第二次大戦の前から直後に食糧事情により体格が低下したが、その後著しく向上し，近年は向上の程度がゆるやかになっている。
② **体力および運動能力**：最近、小学校高学年から高校生の体力および運動能力が年々低下している。
③ **う歯（むし歯）あり**：53％（小学校）、42％（中学校）、53％（高校）。（平成26年度文部科学省　学校保健統計より）
④ **裸眼視力1.0以下**：中学校より急増し、高校では60％以上となっている。（平成26年度文部科学省　学校保健統計より）
⑤ **長期欠席（年間50日以上）**：病欠（小学校）、学校嫌い（中学校）。
⑥ **学校管理下における学童・学生の死亡状況**：不慮の事故（1位）、病気による心臓系の突然死。
⑦ **健康診断**：就学時、定期、臨時。
⑧ **健康相談**：ヘルスカウンセリング。（心理的問題が多くなっている）

2．感染症新法と学校保健安全法

1999年4月1日から「伝染病予防法」、「性病予防法」および「エイズ予防法」が廃止・統合されて「感染症の予防及び感染症の患者に対する医療に関する法律」（感染症新法）が施行された。「結核予防法」は2007年3月に廃止された。

2009年4月1日に学校保健安全法が施行された。学校感染症と出席停止の期間を以下に示す（表3）。

表3　学校感染症の対象疾病と出席停止の期間の基準（2012年4月1日より）

学校伝染病の対象疾病	出席停止の期間の基準
第一種 エボラ出血熱、クリミア・コンゴ出血熱、痘そう、南米出血熱、ペスト、マールブルグ病、ラッサ熱、ポリオ、ジフテリア、重症急性呼吸器症候群（SARS）、鳥インフルエンザ	第一種は完全に治癒するまで
第二種：飛沫感染するもので、児童生徒などがかかりやすく、保育所、学校での流行の可能性が高い感染症	
インフルエンザ（A）	A）発症した後5日を経過し、かつ解熱した後、2日（幼児は3日）を経過するまで
百日咳（B）	B）特有の咳が消失するまで又は5日間の適切な抗菌薬療法が終了するまで
麻しん（C）	C）解熱した後、3日を経過するまで
流行性耳下腺炎（おたふくかぜ）（D）	D）耳下腺、顎下腺又は舌下腺の腫脹が発現した後5日を経過し、かつ、全身状態が良好になるまで
風しん（E）	E）発疹が消失するまで
水痘（F）	F）すべての発疹が痂皮化するまで
咽頭結膜熱（G）	G）主要症状が消退した後、2日を経過するまで
結核、髄膜炎菌性髄膜炎（H）	H）病状により感染のおそれがないと認められるまで
第三種 コレラ、細菌性赤痢、腸管出血性大腸菌感染症、腸チフス、パラチフス、流行性角結膜炎、急性出血性結膜炎、その他の感染症	第三種は感染の恐れがなくなるまで

- この他に条件によっては出席停止の措置が必要と考えられる疾患として、次のようなものがある。
　　溶連菌感染症、ウィルス性肝炎、手足口病、伝染性紅斑（りんご病）、ヘルパンギーナ、マイコプラズマ感染症、流行性嘔吐下痢症、アタマジラミ、水いぼ（伝染性軟疣腫）、伝染性膿痂疹（とびひ）など
- 出席停止の期間の基準は、学校医その他の医師において適当と認められる予防処置をしたとき、又は病状により感染のおそれがないと認めたときは、こ

の限りではない。
- 病原菌は一般に乾燥に弱いので、血液や分泌物が付着した手指、衣類などは石鹸で十分に洗い、乾燥させることが必要である。
- 感染の予防には栄養と休養を十分にとり、体力をつけ抵抗力を高める。手洗い、うがいの励行、マスクの着用も効果がある。

3．最近の課題

　これまで，妊娠，出産，育児の基本，古典的な考え方を紹介してきた。しかし，現在社会においては育児や発育に，従来とは大きく違った課題や健康上の問題が出現している。大人に広く見られる生活習慣病は，成人だけの問題ではない。児童や生徒にも，予備軍といわれる高脂血症や肥満が増加している。また，朝食欠食の児童、生徒などが増加している。このような状況を踏まえて，学校教育だけではなく一般の生活にも食育が取り入れられるようになった。（食育基本法2005年6月成立）

　　食育基本法は，次のようなこと目指している（同法前文から）
　　　「二十一世紀における我が国の発展のためには、子どもたちが健全な心と身体を培い、未来や国際社会に向かって羽ばたくことができるようにするとともに、すべての国民が心身の健康を確保し、生涯にわたって生き生きと暮らすことができるようにすることが大切である。
　　　子どもたちが豊かな人間性をはぐくみ、生きる力を身に付けていくためには、何よりも「食」が重要である。今改めて、食育を、生きる上での基本であって、知育、徳育及び体育の基礎となるべきものと位置付けるとともに、様々な経験を通じて「食」に関する知識と「食」を選択する力を習得し、健全な食生活を実践することができる人間を育てる食育を推進することが求められている。もとより、食育はあらゆる世代の国民に必要なものであるが、子どもたちに対する食育は、心身の成長及び人格の形成に大きな影響を及ぼし、生涯にわたって健全な心と身体を培い豊かな人間性をはぐくんでいく基礎となるものである。」
　また，次のような食生活についての指針を示している。

〈食生活指針の内容〉
① 食事を楽しみましょう。
② 1日の食事のリズムから、健やかな生活リズムを。
③ 主食、主菜、副菜を基本に、食事のバランスを。
④ ごはんなどの穀類をしっかりと。

⑤　野菜・果物、牛乳・乳製品、豆類、魚なども組み合わせて。
⑥　食塩や脂肪は控えめに。
⑦　適正体重を知り、日々の活動に見合った食事量を。
⑧　食文化や地域の産物を活かし、ときには新しい料理も。
⑨　調理や保存を上手にして無駄や廃棄を少なく。
⑩　自分の食生活を見直してみましょう。

　食育の精神を日常生活に活用するには，以下のような工夫が考えられる。
- 朝食は手早くつくれるもの、つくりおきできるものなどを工夫してとる。
- 主食（穀類）をしっかりとるようにする。穀類はエネルギー源であり、腹持ちもよい。主菜（おかず）は魚、肉や大豆などのタンパク質、副菜（小鉢もの）は煮物など野菜料理をとると，栄養のバランスがよくなる。
- 手作り、調理済み食品をうまく組み合わせよう。
- 炒め物→天ぷら→フライの順に油が多くなる。調理の工夫を。
- 週に一度は家族で食事をつくって食べよう。
- 夜食、間食は控えめに。
- 夕食時などに、その日あったことなどゆっくり話を聞くこともよい。

　近年、青少年をめぐる問題が非常に深刻となっている。登校拒否、校内暴力、いじめ、非行、家庭内暴力、自殺が増加傾向にあり、青少年への配慮、指導が求められるようになった。
　平成15年（2003年）に初めて青少年育成施策大綱が策定され、その後社会の状況に応じ、基本理念や新たな施策が見直されてきた。平成22年（2010年）に「子ども・若者ビジョン」が策定されて、以下のようなことをめざしている。

1）　すべての子ども・若者たちへ
　　基礎学力を身に付けられるようサポート：個別サポート、学び直し
　　インターネット等も使って、みんなの意見を聞こう
　　社会形成・社会参加への教育（シティズンシップ教育）

2）　困難を有する子ども・若者たちへ
　　教育、福祉、雇用の面で支援：訪問支援（アウトリーチ）
　　薬物乱用防止、薬物依存からの離脱を支援
　　貧困による生活苦や教育問題を支援：児童扶養手当、高校実質無償化など
　　児童虐待、児童ポルノの被害防止：子どもを守る地域ネットワーク
　　障害のある子ども・若者へは特別支援教育（インクルーシブ教育）

外国人の子どもへは言葉の指導をし、環境に適応できるよう支援：バイリンガル人材の配置

3） 社会全体で子ども・若者を支えていこう

スクールカウンセラー、スクールソーシャルワーカー、第三者の方々に相断できるようにしよう（学校、児童相談所など）

「新しい公共」により子ども・若者を支援：ネットワークづくりなど

大人社会の問題の解決：非正規雇用対策など

（「子ども・若者ビジョン」より抜粋）

若い人たちの力を尊重し守り育て、より良い社会をめざしたい。
青少年の育成に日常的にできることに、次のようなものがある。

- 心を育てるとは挫折からの回復力を養うことである。地域の伝統行事、学園祭やクラブなどで、友だちやまわりの人たちと１つのことを成し遂げるなどの経験は、困難に出会ったときの心の滋養、助けとなる。
- 親やまわりの大人が、子どもや青少年の話をじっくりと聞いてあげる、待ってあげる、青少年を追い詰めない余裕を持つことが望まれる。
- 社会の経済的不安定は大人だけでなく、子どもや青少年の生活や心身の発達に多大の影響をおよぼす。紛争、バブルの崩壊や格差社会などは避けねばならない。

参考文献

1） 新井陽子他（2014） 新看護学14 母子看護。医学書院、東京。
2） 前原澄子（2013） 看護学入門 母子看護。メヂカルフレンド社、東京。
3） 村松宰、中山健夫編（2011）栄養科学シリーズNEXT 公衆衛生学。講談社サイエンティフィク、東京。
4） 中坊幸弘、木戸康弘編（2012）栄養科学シリーズNEXT 応用栄養学。講談社サイエンティフィク、東京。
5） 吉沢豊予子、鈴木幸子（2008） 女性看護学。メヂカルフレンド社、東京。
6） 安田峰生訳（2010） ラングマン人体発生学。メディカル・サイエンス・インターナショナル、東京。
7） 柳下徳雄編（1995） 家庭の医学、第5版。小学館、東京。
8） 厚生労働省 人口動態統計
http://www.mhlw.go.jp/toukei/saikin/hw/jinkou/suikei13/index.html
9） 総務省・統計局推計 http://www.stat.go.jp/data/jinsui/2013np/index.htm
10） 農林水産省 食生活指針 http://www.maff.go.jp/j/syokuiku/shishinn.html
11） 国立感染症研究所 定期／任意予防接種スケジュール
http://www.nih.go.jp/niid/images/vaccine/schedule/2014/img-JP141001.gif
12） 松田道雄（1985） 新版育児の百科。岩波書店、東京。
13） 厚生労働省 保育所保育指針
http://www.mhlw.go.jp/bunya/kodomo/hoiku04/pdf/hoiku04a.pdf
14） 文部科学省 学校保健統計 http://www.mext.go.jp/component/b_menu/other/__icsFiles/afieldfile/2014/03/28/1345147_1.pdf
15） 文部科学省 スクールカウンセリング
http://www.mext.go.jp/a_menu/shotou/clarinet/002/003/010/009.htm
16） 文部科学省 スクールソーシャルワークにおける家族に対する支援に関する視点と具体的取組 http://www8.cao.go.jp/youth/suisin/hyouka/part1/k_7/pdf/s3-2.pdf
17） 内閣府 青少年育成ホームページ http://www8.cao.go.jp/youth/wakugumi.html

索引

あ

赤ちゃんの事故　51
赤ちゃんの自然な体型　36
赤ちゃんの特徴　36
赤ちゃんの尿　41
赤ちゃんの病気　49
赤身魚　47
悪臭が強い下痢便　41
足のつけ根圧迫法　32
遊び食べ　47
Rh型血液型不適合　57
アルコール摂取　16
アレルギー疾患　50
アレルギー疾患の予防　51
アレルギー性鼻炎　51

い

移行乳　38
1カ月児健診　36
陰核　7
インフルエンザ　49

う

ウィメンズ・ヘルス　2

え

永久歯　37
永久乳　38
エイズ　12
STD　12
エストロゲン　9
NICU　37
ABO式血液型　56
M字型　36
LDR室　28

お

黄体　9, 13
黄体形成ホルモン（LH）　9
黄体ホルモン　9
オキシトシン　38
お刺身を煮る　47
お産の兆候　29
お産の補助動作　21
おしるし　22, 29
おもらし　48
悪露　34

か

会陰切開　29
会陰裂傷　29
開口期　28
外子宮口　8
外性器　7
過期産　25
学童期　35
下垂体　9
学校感染症　60
学校保健　59
家庭看護法　52
家庭内事故　51
下腹の強い痛み　22
空の巣症候群　4
川崎病　50
感染症新法　60
γ線　16

き

気管支喘息　50
基礎体温　11
基礎体温曲線　11
基礎体温測定法　15
喫煙　16
喫煙妊婦　16
救急救命法　52
巨大児　25
切り傷　51

く

クラインフェルター症候群　55
クラミデイア感染症　12

け

頸管粘液　11
頸管裂傷　29
経産婦　29
怪我　51
月経　9, 10
月経期　9, 10
月経周期　9, 10
月経の発来　2

結婚延期型　4
血友病　55
原始卵胞　9
現代女性のライフスタイル　3

こ

誤飲　51
高温期　11
合計特殊出生率　4
後産　30
後産期　28
後産期出血　28
更年期　3
高齢者　3
呼吸の仕方と補助動作　31
極小未熟児　25
心を育てる　63
固視　36
子育て支援　52
個体保存　1
骨粗しょう症　3
ことばの発達　48
混合栄養　40

さ

最近の課題　61
臍帯　22
逆子　20
サリドマイド剤　16
産辱　2
産褥期　34
産褥熱　34
サンドイッチ世代　3
産道　25, 26

し

色盲　56
子宮　8
子宮頸部　8
子宮口全開大　30
子宮周期　9
子宮体部　8
子宮底部　8
子宮内膜の周期的変化　10
子宮復古　34
思秋期　3

65

思春期　2
児頭応形機能　27
＃8000番　50
周産期医療　34
絨毛　14
受精　13, 14
受精能力期間　14
受精卵　10
種族保存　1
出産予定日　15, 25
出産予定日の計算方法　15
出生届　34
出生率　4
受動喫煙　16
小陰唇　7
小食　46
小泉門　37
食育　61
食生活指針　61
食中毒の予防　50
褥婦　34
食物アレルギー　51
初経　2, 9
初産婦　29
女性専門外来　2
初潮　2
初乳　38
白身魚　47
シングルマザー　4
人工栄養　40
人工栄養の便　41
人口置換水準　5
新生児科　37
新生児期　35
新生児特定集中治療室　37
新生児の特徴　35
新生児溶血性黄疸　57
陣痛　26
陣痛開始　28, 29
じんま疹　51

す
水痘　49
水平マッサージ　31
スクールカウンセラー　62
スクールソーシャルワーカー　62
スキンシップ　39

せ
正期産　25

性行為感染症　12
性行為感染症（STD）の感染経路　12
成熟期　3
成熟卵胞　9, 13
正常出生体重児　25
青少年育成施策　62
青少年の育成　63
成人T細胞性白血病　40
青年期　35
生理的体重減少　36
専業主婦型　4
染色体異常症　55

そ
早期破水　28
早期産　25
増殖期　9
粗大運動　48

た
ターナー症候群　55
大陰唇　7
胎芽　14
体外胎児期　37
太鼓腹　36
胎児　27
胎児性水俣病　16
胎児付属物　17, 22
大泉門　37
胎動　20
胎盤　14, 22
太母　3
ダウン症候群　55
達成年月齢　48
タバコ　16
W字型　36

ち
小さめのお鍋　47
膣口　7
膣粘膜　7
膣壁裂傷　29
着床　13, 14
注視　36
超音波検査　18
超音波診断法　15
腸重責症　50
超ドップラー法　15
超未熟児　25
散らかし食い　47

つ
つわり　17
つわりの症状　18

て
DINKS　3
手足口病　50
低温期　11
定期接種　52
低出生体重児　25
DEWKS　3
溺死　51
適時破水　28
デンバー発達判定法　48
転落　51

と
独身型　4
突発性湿疹　49

な
内診　15
内性器　7
なげすわり　49

に
ニコチン　16
入院の時期　30
乳口　39
乳歯　37
乳児嘔吐下痢症　49
乳児期　35
乳児ボツリヌス症　46
乳腺葉　39
乳輪　39
乳頭　39
乳幼児健康診査　52
尿検査　15
尿道　7
任意接種　52
妊産婦死亡　34
妊産婦のための食生活　23
妊娠　2, 13
妊娠線　21
妊娠高血圧症候群　20
妊娠中毒症　20
妊娠中の薬物などの使用　15
妊娠の早期診断法　15
妊婦検診　19

妊婦用ガードル　20

の

脳梗塞　3
脳出血　3

は

排気　39
排泄　40
排泄のしつけ　47
梅毒　12
排卵　11, 13
排卵日　11
排卵期　11
排卵検査薬　11
排臨　27, 28, 29
歯がため　37
拍動　18
破水　22, 30
発露　27, 28, 29, 30
腹帯　20
娩出期　28
伴性遺伝　55

ひ

微細運動　48
ビタミンK欠乏性出血症
　40
丙午　5
皮膚接触　39
百日咳　50
病院栄養士　20, 23

ふ

ファミリーサポートセンター
　52
風疹　50
風疹ウィルス　16
プロラクチン　38
分泌期　9, 10
分娩　2
分娩機転　33
分娩時出血　28
分娩第1期　26, 30
分娩第2期　27, 30
分娩第3期　27, 30

分娩の各期　28
分娩の経過　25, 29
分娩の3大要素　25
分娩の始まる兆候　29

へ

閉経　3, 9
娩出物　25
娩出力　25

ほ

保因者　55
防護柵　51
保健管理　59
保健教育　59
母子感染　12
母子健康手帳　19, 30
母性　1
母性的愛撫　39
母性のライフサイクル　2
母乳育児のメリット　38
母乳栄養の便　41
母乳黄疸　40
母乳の問題点　40
母乳分泌と授乳　38

ま

マザーリング　39
麻疹　49
マタニティマーク　16
マッサージ法　31

む

ムラ食い　46

も

モーニングシックネス　17
沐浴　41
沐浴布　42
もっとも流産しやすい月
　18
モロー反射　37
モントゴメリー腺　39

や

やけど　51

夜尿　48

ゆ

有機水銀　16

よ

妊産婦教室　52
幼児安全法　52
幼児期　35
羊水　22
予防接種　52

ら

卵管　8
卵管采　8, 13
卵子　9
卵子の寿命　14
卵巣　8
卵巣周期　9
卵巣の周期変化　10
卵胞　13
卵胞刺激ホルモン（FSH）
　9, 13
卵胞ホルモン　9
卵膜　22, 29

り

離乳後期　45
離乳初期　45
離乳食　45
離乳食の各期　46
離乳食の進め方の目安　46
離乳中期　45
リプロダクティブ・ヘルス
　2
流行性耳下腺炎　49
輪状マッサージ　31
淋病　12

れ

レントゲン線　16

ろ

老年期　3

著者略歴

谷田泰枝（たにだ　やすえ）
大阪市立大学医学部大学院医学研究科博士課程修了（病理系細菌学）
医学博士

新版 女性と生命
2008年3月20日　第1版第1刷発行
2015年4月20日　第2版第1刷発行

著　　者	谷田泰枝
発　行　者	橋本敏明
発　行　所	東海大学出版部
	〒257-0003　神奈川県秦野市南矢名3-10-35
	東海大学同窓会館内
	電話 0463-79-3921　振替 00100-5-46614
	URL http://www.press.tokai.ac.jp/
印　刷　所	港北出版印刷株式会社
製　本　所	誠製本株式会社

Ⓒ Yasue TANIDA　　　　　　　　　　　　　　　ISBN978-4-486-02066-0

Ⓡ〈日本複製権センター委託出版物〉
本書の全部または一部を無断で複写複製〈コピー〉することは、著作権法上の例外を除き、禁じられています。本書から複写複製する場合は、日本複製権センターへご連絡の上、許諾を得てください。
日本複製権センター（電話03-3401-2382）